患者・病院・地域で奏でる

精神科医療アンサンブル

高坂要一郎
TAKASAKA YOICHIRO

幻冬舎 MC

患者・病院・地域で奏でる

精神科医療アンサンブル

はじめに

精神疾患は、医療計画に記載すべき5大疾病（がん、精神疾患、脳卒中、急性心筋梗塞、糖尿病）の一つに数えられ、日本では5つの疾病のうち患者数が最も多くなっています。しかし、精神疾患に関する日本の精神科医療は欧米を中心とする先進国に比べ、遅れているといわざるを得ません。

厚生労働省の「医療施設（動態）調査・病院報告の概況（２０２２年）」によると、日本の精神科における平均在院日数は２７６・７日で、欧米の先進国の約10倍となっています。抗精神病薬の発達によって、患者を長期間入院させなくても外来で治療できるケースが増えてきたにもかかわらず、平均在院日数は依然として長いままなのです。

なぜなのか？について、この本では検討します。日本の精神疾患の患者が長期入院になってしまう理由の一つは、「精神科患者は収容しないと……」という考えが根強く残っているからです。しかし、収容が続くと患者は一般社会との関わりを感じづらくなっていきます。次第に孤立感を覚えるようになり、それが退院後の社会への適応を妨げる要因になるのです。日本の精神科医療は、入院日数を短くし早期の社会復帰を後押しできるよう、そのあり方を変えていくことが必要です。


私は現在、徳島県で精神科病院の院長・理事長を務めています。

北海道大学医学部を卒業後、北大病院精神科、釧路市立病院精神科で研修し、西ドイツ・ウルム大学神経生理学部門に留学し、いくつかの精神科医療の現場を訪問する機会を得ました。そこで私は、抗精神病薬だけに頼るのではなく、細やかなケアのもと行われる治療や芸術療法により、患者の平均在院日数が減りはじめたのを目の当たりにしたのです。それまで在院日数の長い日本の精神科医療を見てきた私は、日本でも患者の社会復帰を目指した医療を提供する必要性を痛感しました。そこで、私の病院では現状を打開すべく一人ひとりの患者をしっかり診て最適な医療を提供するために、一人の医師が多くの患者を抱え込むのではなく、多職種によるチーム医療のあり方を工夫し実践しています。

チーム医療なんてどこの病院でもやっていることだと思われる読者も多いことでしょょ

う。

私たちの病院のチーム医療の特徴は、すべての臨床スタッフで患者の情報を共有できる工夫をし、一人の患者を多角的な視点で観察することです。それにより、症状が不安定になりがちな患者に対し、そのときに合った対応・治療を行い、早く日常生活を取り戻すためのサポートをすることができています。一人の患者に十分な時間を割けない医師を多職種連携により支え、より効果的かつ効率的に多くの患者を診ることで、患者の早期退院を実現しているのです。

私たちの病院のチーム医療において、スタッフには親身に患者に寄り添い、彼らから信頼されるスキルと、チームの一員としての協調性が求められます。チームが最善の成果を得るために気持ちを一つにして協力する姿は、まさに医師が指揮者、各スタッフが楽団員となって構成されるオーケストラのようです。良いオーケストラはその構成員一人ひとりが他者の演奏に耳を傾けつつ、全体の調和を考えながら指揮者のタクトに従って初めて最良の音を奏でるものだからです。

またチーム医療のほかにも、私たちの病院では患者の早期退院のために、私がドイツ留学時代に学んだ「芸術療法」も取り入れています。人の心に強く働きかけ、精神に調和をもたらす力がある芸術を通じて、患者の心の容量を大きくし、精神症状へのとらわれと、その占める割合を相対的に減らして、自閉的な傾向を緩和し社会復帰につなげています。患者が何かに打ち込んでいられる間、精神症状が気になっていないということを目にしてきた人もいると思います。その「何か」を増やす工夫にはいろいろあると思いますが、その大きな一つが芸術なのです。

芸術がもつ力を知ってもらうため、私の病院では現在までに演奏会や講演会、展示会開催など230回以上の文化活動を行ってきました。この活動は、患者だけでなく、地域の人も招き精神科に対するネガティブイメージの払拭と理解を促進する場となっています。

チーム医療と芸術療法を取り入れた私の病院は、日本の精神科の平均在院日数276・7日（徳島県では326日）を大きく下回り、慢性期の患者も含めて平均約168日で退院させることができています（2023年度）。これでもまだまだ長い！と思われる方もいらっしゃるでしょう。私も同様です。改善の余地はたくさんあるのです。

本書では、日本の精神科医療が抱える問題について、小さな一民間病院（社会医療法人、病床数114床、2病棟）の院長・理事長として、その根源を探っていきます。日本の精神科病院医療の約9割は民間病院が担っているため、読者にとって本書の内容は大いに参考にしていただけると思います。

そして、問題の解決策の一つとして、私の病院で取り組んでいるチーム医療や芸術療法について紹介しています。そのパラダイムは、物理法則であるエントロピーの法則です。

本書を通じて、精神科医療に携わる方々が精神科医療の問題を知り、望ましいあり方について考え直すきっかけとなれば幸いです。

目次

♪ 第2章

医師や看護師、作業療法士などの多職種連携で実現する精神科医療のあるべき姿

♪ 第3章

医師は指揮者、医療スタッフは楽団員 オーケストラのようなチーム医療で 早期社会復帰を実現する

第4章

芸術がもつエネルギーが
エントロピーの増大を抑制する
芸術療法で患者の心に
楽しい感情を芽生えさせ症状を緩和する

♪ 第5章

精神病患者が当たり前に生きがいをもてる社会へ――地域社会と患者との調和を生み出す精神科病院を目指す

♪
第1章

平均在院日数は
世界と比べて約10倍長い
医療の進歩が反映されない
日本の精神科医療

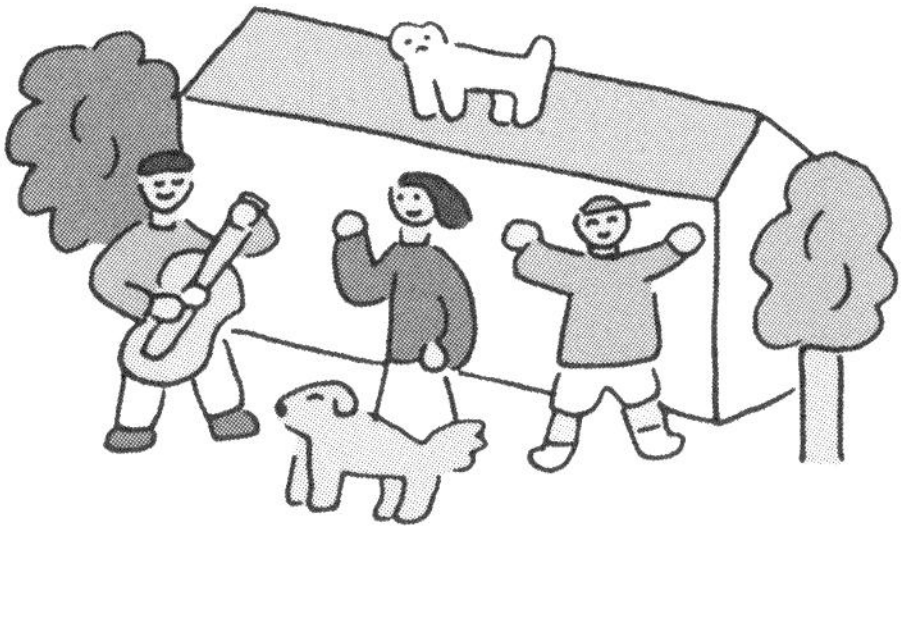

精神科入院患者がなかなか退院できない国・日本

日本の医療技術は近年ますます進歩し、世界に誇るべき水準に達しています。高度な手術技術や先進的な治療法が次々と導入され、患者の生存率や治療成績は著しく向上しており、一般医療の分野では日本の医療レベルは海外先進国に対して決して引けを取ることはありません。しかし、その一方で精神科医療に関しては依然として多くの課題が山積しており、後れを取っているといわざるを得ません。

特に問題となっているのが、海外では当たり前にできている精神病患者の早期退院が、日本ではできていないということです。

具体的な数字で示すと、日本の平均在院日数276・7日に対し、海外先進国は約30日です（医療施設〈動態〉調査・病態報告の概況〈2022年〉）。精神疾患の症状は世界中どこでも同じであるのに、日本は先進国と比べて入院期間が10倍も長くなっています。

そもそも、日本の精神病患者の入院期間が長くなってしまった原因は、「精神病患者は野放しにしてはおけない」という日本社会に刷り込まれた古い考え方にあります。

この入院第一の考えは、今日のような治療方法が確立していなかった１９６０年頃までは先進国でも標準的でした。当時の精神科治療は患者を入院させることを第一選択とし、そのうえで電気痙攣療法やインスリン・ショック療法、ロボトミー手術、各種作業療法を施し患者を病院の管理下において治療するものでした。

しかしその治療法は、向精神薬の開発により変わっていきます。１９５５年に初めて向精神薬が開発されて以降、１９６０年代には次々と優れた薬が誕生し、欧米の臨床現場では向精神薬が盛んに使われるようになりました。向精神薬を使った治療の効果で、患者の症状が安定しやすくなったため、入院しなくても治療ができるようになったのです。

薬物療法の普及に伴い「必ずしも患者を入院させることはなく、外来で対処すればよい」という考え方が主流になった結果、欧米各国では精神病患者の入院期間が大幅に短縮されることとなりました。

1960~2007年における各国の精神科病床数を人口1000人あたりで比較した資料によると、向精神薬が発売されて以降、欧米各国の病床数は減少傾向にあります。向精神薬の発達が患者を退院に導き、2000年にはほとんどの国が人口1000人あたり1以下のベッド数に減少しています。

一方、海外のこうした動きとは逆に、日本は1960年当時、人口1000人あたりの精神科ベッド数は1・0を下回っていましたが、1965年以降上昇の一途をたどり、1985年以降は3に近い数字で推移しています。

欧米各国が患者の退院に舵を切ったにもかかわらず、日本の精神科病床数が上昇した背景にはいくつかの社会的要因がありますが、そのなかで特に注目されたのが、1964年3月に起こった「ライシャワー事件」です。

この事件は、当時アメリカ駐日大使であったエドウィン・O・ライシャワー氏が日本の19歳の青年に右大腿部を刺され、重傷を負ったというものです。当時は日米協調体制の強

精神科病床の各国比較 1960-2007年　人口1000人あたり病床数

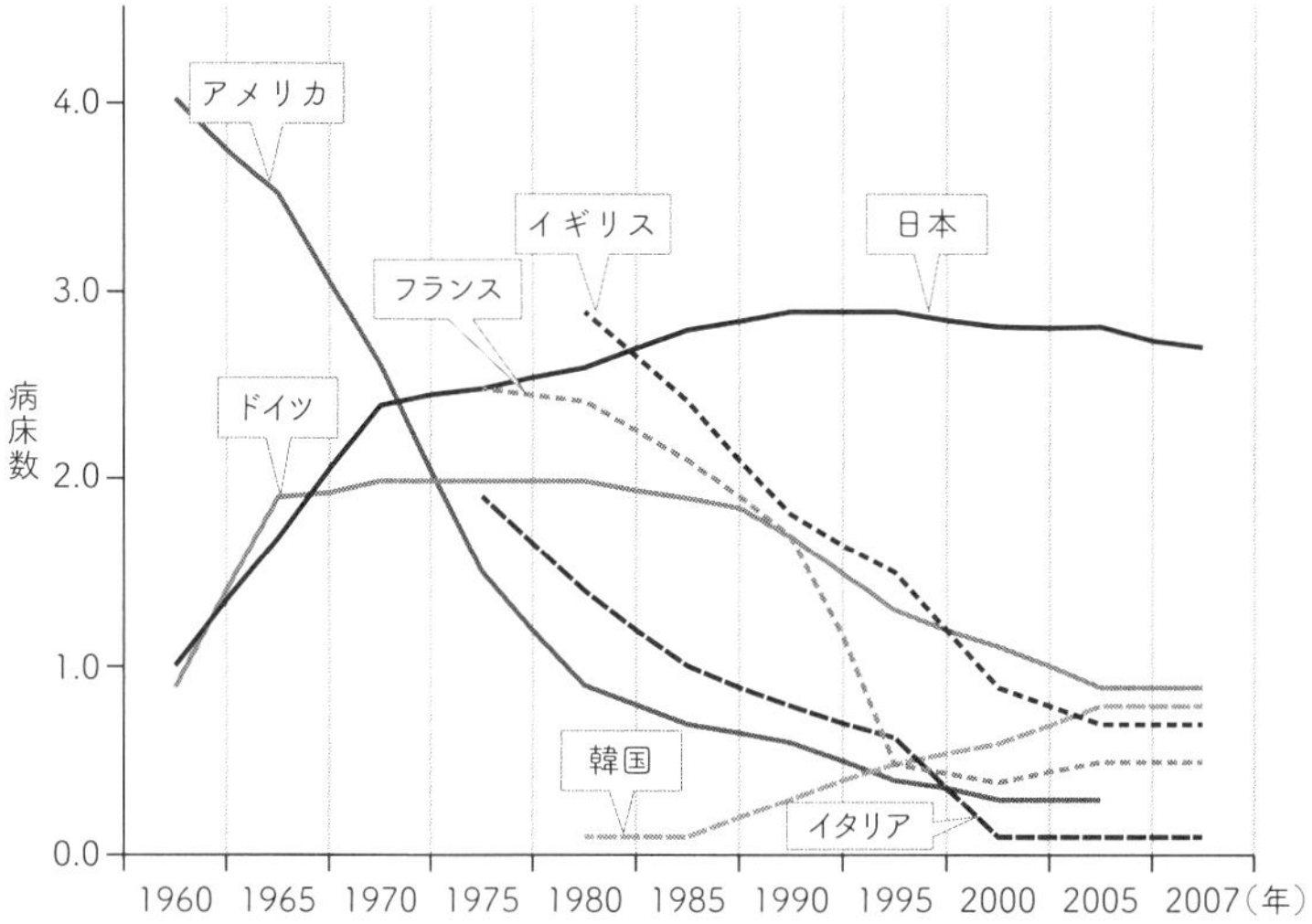

ヒューライツ大阪「精神科病院がなくなったイタリアから、何を学べるか」より著者作成

化が政治的重要課題という背景もあり、この事件は日本政府や国民に衝撃を与えました。青年に精神科治療歴があったことから、日本の当時の政治家は精神病患者を野放しにしてしまっていたことを国辱としました。

日本の精神科医療にとってタイミングが悪く、事件発生当時には、ちょうど国会で精神衛生法の改正をめぐって議論が展開されていたのです。世界で向精神薬の開発や新しい治療法の確立が進むなかで、日本の精神科病院協会などの関連団体は先進国と足並みをそろえるべく、１９５０年に制定された精神衛生法に精神疾患の予防、治療、社会復帰までを盛り込む全面的な改正に向けて動いていました。しかし、この事件が起こったため、国会では個人（精神障害者）の人権よりも多数（一般市民）の人権を考えるという保守的な意見が主流となりました。

そのため、1965年に改正された精神衛生法は入院を重視した内容になってしまい、1965年以降、入院日数は上昇の一途をたどりました。

つまり精神衛生法の改正内容は世論に大きく影響され、世界の動きと逆行した入院重視の治療のまま据え置きとなってしまったのです。

精神科における救急医療体制の対応

精神科の救急医療には、受け入れる側は万全の体制で準備しているのに、治療を必要とする肝心の患者を病院で受診させる移送体制が社会的に整備されていないという溝があります。

一般科で緊急的な措置を要する患者を救急隊が放置したり、たらい回しにしたりすれば大問題になります。しかし、精神科に限っては救急車が来てくれません。保健所に相談しても「家族が頑張って病院に連れて行ってください」と言われるだけです。

要するに、病院側がいくら「24時間365日対応します」という看板を掲げても、そういう仕組みを必要とする精神科の患者や家族が安心して暮らせるような状況にはなっていないのです。実に残念なことに、病院としては「連れてきてくれさえすれば診ます」というポーズを取っているだけと言われても仕方がないのです。

病院側の真摯な思いとは裏腹の現実として、それ以上踏み込めない仕組みが厳然としてあります。理不尽で不可解な事情から精神科救急患者を公的に病院に輸送する、一般科における「119番通報→救急車」のようなシステムが機能していない現状と、それを放置している医療業界のあり方には今後も異を唱えていきたいと思います。

移送体制の不備は、社会全体にとっても大きな問題です。精神科の救急医療が適切に機能しないことは、患者だけでなく、その家族や周囲の人々にも多大なストレスと不安をもたらします。社会全体が安心して暮らせる環境を整えるためには、精神科救急医療の充実が不可欠です。

医師不足が招く治療の質の低下

患者がなかなか退院できない背景には、もう一つ、医療現場に精神科医の数が少ないことも挙げられます。

精神科は他診療科の医師と比較して、入院患者数に対する医師の配置基準が著しく少なく定められています。現行法において、一般科では入院患者16人に対して医師一人の配置基準となっていますが、対して精神科では入院患者48人に対して医師一人となっています。

そもそも精神科患者の治療には、丁寧なカウンセリングにより精神状態を観察し、その背景も理解することが欠かせません。身体の状態を診る一般科の患者と異なり、目で見ることのできない心理的な要素が関わる部分を診る精神科の疾患は、検査値や画像などが示すデータだけでは診立てができません。そのため、医師は家庭や職場、学校など周りの関係者にも話を聞き、患者個々の生活歴などの背景データを集めます。それを検討し、診立てたうえで治療計画をつくるまでは非常に時間がかかります。

精神科スタッフ数の国際比較

		精神科医師	精神科看護師	臨床心理士	ソーシャルワーカー
日本	人口十万対	9.4	59.0	7.0	15.7
	スタッフ一人あたりの病床数	30.2	4.8	40.6	18.1
オーストラリア	人口十万対	14.0	53.0	5.0	5.0
	スタッフ一人あたりの病床数	2.8	0.7	7.8	7.8
フィンランド	人口十万対	22.0	180.0	79.0	150.0
	スタッフ一人あたりの病床数	4.5	0.6	1.3	0.7
イギリス	人口十万対	11.0	104.0	9.0	58.0
	スタッフ一人あたりの病床数	5.3	0.6	6.4	1.0
ドイツ	人口十万対	11.8	52.0	51.5	477.0
	スタッフ一人あたりの病床数	6.4	1.4	1.5	0.2
フランス	人口十万対	22.0	98.0	5.0	—
	スタッフ一人あたりの病床数	5.5	1.2	24.0	—
カナダ	人口十万対	12.0	44.0	35.0	—
	スタッフ一人あたりの病床数	16.1	4.4	5.5	—
USA	人口十万対	13.7	6.5	31.1	35.3
	スタッフ一人あたりの病床数	5.6	11.8	2.5	2.2

厚生労働省「諸外国の精神保健医療福祉の動向」（2018年）より著者作成

しかし、48人の患者を一人で対応しなければならない入院治療では、こうした丁寧な治療は難しいといわざるを得ません。まず絶対的に少ない精神科医の配置数を増やさなければ、患者を早期退院へ導くような治療は十分に行えないのです。

精神科の人員配置基準は、1958年から半世紀以上も続く「精神科特例」で定められたものです。患者が多いことは医師だけでなく作業療法士や心理士（臨床心理士、公認心理師）などの全医療スタッフに大きな負担を強いることになります。その結果が平均在院日数の長期化（6倍）に表れています。同じ疾病領域で、日本と先進国で6倍も入院日数が異なることについて、疑問に思わないことに慣れてしまうのは恐ろしいことです。ほかの疾病でこのように入院期間が異なることはないと思います。

海外では医師の負担を軽減しつつ、患者を退院に導くためのさまざまな施策を行っています。私も研修を受けたことのあるオーストラリアでは、1990年代にメルボルン大学精神科主任教授を中心に精神医療・社会復帰に関する法律の骨子がつくられ、患者も住民も安心して生活できる体制が整えられました。

メルボルン大学とその関連病院などがまとめた「コミュニティ・プログラム」で特筆すべきは24時間体制の早期介入チームです。チームの総数は22人で、医師を除く看護師、作業療法士、精神保健福祉士、心理士などで構成され、基本的に3人で患者宅を訪問します。

彼らの主な職務は患者の居住現場訪問とその場におけるトリアージと移送の判断です。

警察や救急車との協力体制も確立しています。社会における再発予防体制やネットワークによる情報伝達も職務に含まれています。あるとき彼らに「日本はコンピュータ技術がよく発達しているのになぜそれができないんだ」と問われ、「個人情報に関わるから」と答えると、「患者の利益になる情報をなぜ伝えてはいけないのか」と不思議そうな様子でした。

このオーストラリアのシステムは非常によくできているので、東南アジアの、いわゆる精神科発展途上国では広く導入されています。オーストラリアはアジア各国からの研修生を受け入れるだけでなく、スタッフを派遣してシステムの普及に努めていました。

こうした動きに対して、医療先進国である日本の精神医療システムは50年以上前から時が止まっているのです。

ベッドの稼働率に依存する病院経営

精神科病院にとって、質の高い医療の提供と収益とのバランスをどうとっていくかは避けて通れない経営課題です。

日本では、医療費抑制の一環として設けられた「診療報酬点数表」に基づき、病床数が多い病院ほど1床あたりの診療報酬単価が低くなる仕組みになっています。

そのため、「精神病患者を野放しにするな」という根強い考えのもと、病床数を増やし続けてきた日本の精神科病院は、病床数を埋めないと経営が成り立ちにくくなっているのです。

例えば、独立行政法人福祉医療機構の「2020年度（令和2年度）病院の経営状況」によると、精神科の平均一日単価は1万6968円ですが、一般科は5万2965円で精神科の約3倍、一般科療養は2万8520円と1・7倍近くとなっています。病床数が多くなるほど診療報酬単価を抑える方針であるため、限られた予算でやり繰りせざるを得ない精神科医療の貧弱さは、医療経済面からみても必然的といえます。

病床数の多さと診療報酬単価の低さから、ベッドに空きを出しづらいという病院側の判断も、入院患者をなかなか退院させられない日本の精神科病院の課題の一因となっています。

退院しても受け入れ先のない患者たち

適切な薬物治療やリハビリテーションによって退院にこぎつけたとしても、家族や地域が患者の受け入れに難色を示すという現実もあります。

家族や地域が患者の受け入れに二の足を踏む原因は、退院後のサポート体制が十分でないことにあります。退院しても適切なケアや支援が受けられない場合、再入院のリスクが高まるため家族は不安を抱えます。

しかし、実は退院後の患者とその家族をサポートするため、日本では自立支援のためのさまざまなサービスが提供されています。代表的な取り組みとしては、「障害者総合支援法」に基づく支援が挙げられ、これには医療、就労支援（就職活動支援）、生活支援、地域移行支援、ピアサポートなどが含まれます。医療は精神科病院や診療所での診察と治療、就労支援は就労支援センターでの職業訓練、生活支援はグループホームや自立支援ホームでの援助、地域移行支援は病院から地域への移行の手助け、ピアサポートは同じ経験をもつ人同士の交流を深めることを目的としています。

精神保健福祉法は、精神疾患をもつ人の医療と保護、心の健康の増進を目的としており、精神障害があっても本人の意思を尊重し、本人の自立と社会復帰を支援することが重要としていますが、実際にはこうした行政サービスは十分に機能しているとはいえないのが現実です。

その理由の一つに、行政職員の精神疾患に対する理解不足と偏見があります。精神疾患は脳の病気なので本人の意思でコントロールできないにもかかわらず、怠けや甘えという誤った認識が根強くあるのです。

行政の担当職員には基本的な正しい知識をもっていてほしいところですが、職員は頻繁に異動するため、知識や経験、ノウハウが蓄積されません。短期間で担当者が代わると、ノウハウを備えた人が十分に養成されないまま現場を離れ、まったく異なる部署の人や経験の浅い新人が精神保健の担当に就くことになります。

昨日までなんの経験も知識もなかった人がいきなり精神保健の担当を命じられるのは、患者や家族のことを考えると良い人事制度とは思えません。

専門職を育てられない仕組みは、円滑な手続きを進めていくうえでの妨げとなるため、地方自治体レベルではなく、国策として取り組むべき問題です。そうでなければ、精神科医療に対する将来のビジョンを描くことはできません。例を挙げると、２０２３年度までは、措置入院に関わる鑑定書は、その患者の受け入れ先の精神科病院には見せてもらえませんでした。個人情報に関わることだからというのが、その理由です。これが、患者の早期退院に向けた治療にとって不利益となることは明らかだと思います。

このように、日本の精神病患者の入院日数が長くなってしまう背景には、精神病患者は収容しておいてほしいという考え方、医師不足による治療の質の低下、収入のために患者を退院させたがらない病院、患者の受け入れ先がない、行政の自立支援サービスが機能していない、といったことがあります。不幸なことに、多くの精神病患者が適切な治療や支援を受けられておらず、入院日数の長期化につながっているのです。

♪

第2章

医師や看護師、作業療法士などの多職種連携で実現する精神科医療のあるべき姿

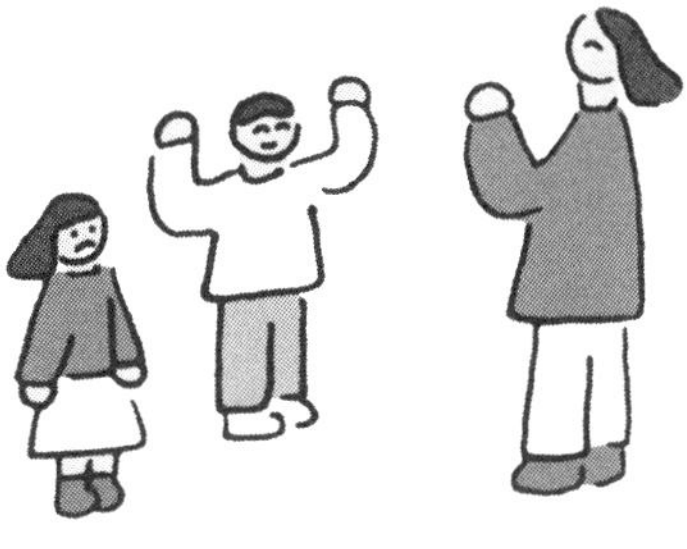

精神科に必要なのは多職種連携によるチーム医療体制

どのような疾患に対しても、診療の際に医療従事者が患者の視点に立つことは重要です。患者の利益を優先するのは当然のことです。

私はこれまで、ドイツやアメリカ、オーストラリアの大学や医療機関で学び、長らく臨床現場に身を置いてきました。２０１４年に徳島県阿南市にある精神科病院を引き継ぎ、現在まで運営しています。

私が引き継いだ当初、患者の平均在院日数は全国平均を上回る約４００日でした。私は、患者がいったん入院するとなかなか病院から退院できない日本の精神科病院の状況を解決するべく、抜本的な改革に取り組んできました。

それは、医師や看護師、作業療法士など多職種が連携するチーム体制の構築、音楽や絵画などを用いる芸術療法の推進、そして患者が社会復帰するための地域社会との連携といったことです。これらの効果により、現在の患者の平均在院日数は、１年以上入院するような重症患者も含めて約170日と、短い入院日数で退院しています。

精神疾患をもつ患者の多くは日常生活を送るのが難しかったり、地域で暮らすことが困難だったりする人たちです。治療の最終的な使命は患者の社会復帰ですから、患者の生活力と社会性が損なわれないよう、患者の視点で対応していくことが求められています。

入院は治療の選択肢の一つです。できる限り速やかに症状の軽減を図りたい場合や、自宅や職場などストレスを生む環境から離れて療養したい場合などには有効な対処法になります。入院することによって、社会から切り離された環境、すなわち客観的視点から物事を見直すことがしやすくなるからです。入院の利点は、それに加えて、患者の言動について医療側から客観的に本人が気づかないことをも把握できる点にあります。

入院生活を送る場合、医師や看護師をはじめとする複数の専門職がチームを組み、患者の症状や状態に合わせて治療を進め、退院支援に向けて心理的ケアや家族調整などを行うことが効果的です。

この多職種が連携したチームでは、まず医師が治療計画に基づいて薬物療法や精神療法を行い、看護師は看護計画を踏まえて、身体健康管理や生活指導にあたります。作業療法士は患者の良い面を見つけ、退院後の地域における生活や就労支援のサポートをし、薬剤師は服薬管理を含めた指導や副作用のチェックを行います。管理栄養士は適切な食事の提供や栄養指導などにあたり、精神保健福祉士は退院支援計画の作成や退院後の社会制度の調整など、先を見た業務で患者を支えます。

医療従事者にとって、患者が社会に戻ったときの暮らしをどうサポートしていくかということは重要な仕事です。そのため標準的なマニュアルに沿うのではなく、チームで連携して患者一人ひとりにあった対応をすることが必要となるのです。

精神科のチーム医療に欠かせない医療スタッフ

一般科が扱う呼吸器や循環器や消化器など、主に臓器を診察対象とする身体の疾患は、科目ごとに初診時からの流れがおおむね決まっています。症状に応じて検査をし、治療をし、場合によっては入院というルーティン化ができているため、個別の病気に対して進めるべきプロセスは明快です。

一方で精神科の病気は検査値や画像での診断ができないうえ、患者によって症状が異なり、症状の幅が広いのです。精神科では、患者がその病気になった事情を探るため、家族の様子や学校、職場など、患者を取り巻いている外部の状況を把握しなければなりません。家族の状況では、遺伝まで踏み込んで調べる必要があります。それらと病状との関係を確かめていくことも大切です。

近年、大都市圏を中心に精神科クリニックが増えていますが、精神科医の数の伸びはさほどではありません。つまり、精神科医療に携わる医療機関と医師の数にアンバランスが生じており、規模の大きい施設で十分な治療を行えないことが問題となっています。

患者に真摯《しんし》に向き合う姿勢は一般科も精神科も変わりませんが、一人あたりの診療に要する時間は精神科のほうが長いです。しかし、精神科の場合、一人ひとりの患者に丹念に接し、行き届いた治療を行うためのスタッフ数が不足しています。問題となるのは、必ずしも精神科医の絶対数が不足しているのではなく、ベッド数が多すぎるため、相対的に不足している面が強いということです。

日本の精神科医は欧米各国に比べて2・5倍から5倍近くの患者に対応しています。つまり「診きれない患者を診ている」状態にあるといえます。そのため、医療の質を落とさないためにも、医師を確保するような改革が必要なのです。

少ないスタッフによる精神科医療の弊害

精神科では全国的に医師の数が不足していますが、医師がいないと経営が成り立たなくなるため、多くの精神科病院は医師の確保と維持に非常に苦労しています。

こうした状況は時として、経営者に「質より量」の経営判断を迫ることがありますから、精神科病院にとって医師の確保は喫緊の課題となっています。

厚生労働省は医療機関を評価する施設基準を設けています。その内容は、医師や看護師、病床の数、医療機器、建物の構造・設備、感染防止対策、診療体制、医療安全対策、患者サービスなど、広範囲に及びます。病院はこれらの基準を満たしていることと引き換えに特定の診療報酬を算定することができます。

仮に、一人の医師に辞められると施設基準を満たさなくなる恐れがある場合、医療の質は後回しにして、数合わせのためにだけいてくれればよいと医師に懇願する経営者がいても不思議ではありません。実際そのような病院や病棟は少なくありません。

無理な人員配置は医療に真剣に向き合う医師の意欲をそぎ、結果として質の低下を招く恐れがあります。個人の処理能力をはるかに超える数を診ることになると、医師には当然、手抜きをすることが避けられない状況も生まれます。

ところが、経営者にはそういう状況を黙認せざるを得ない現実があります。例えば、おざなりで中途半端な治療をしている医師を解雇したいと考える良心的な経営者がいるとします。患者のためを思えば当然の判断ですが、その医師が辞めると病院経営が成り立たない場合があることを分かっているため、当の医師は強気に出ます。精神科医の絶対数が不足しているため、経営者がそのような医師を辞めさせたくてもそれを実行に移すのは極めて難しいのです。

このような場合、医師の資質・能力は二の次となりがちで、当然のことながら患者に割く時間や勉強のための時間をとりにくくなります。医師間の切磋琢磨はなされず、医療レベルもその医師のレベルに左右されるため、多職種間の自由な意見交換による健全な医療の提供などは望めません。

そして、いつの間にか標準的な治療から外れた、医師独自の勝手な医療がまかり通ることになります。このような状況は、病院の発展を妨げるだけでなく、医療レベルの低下や劣悪な患者対応をきたします。こうした環境のなかで、医師間の健全な競争を促すことは至難の業です。

精神科特例では、精神科医一人が患者を48人まで受け持つことが可能ですが、これは現実的に困難です。2人なら受け持ち患者が24人に減りますが、忌憚のない意見交換ができないし、相手がヘソを曲げて辞められると困るため、状況は厳しいと思います。

精神科医が3人になると、計算上一人の受け持ち患者は16人となり、やっと一般科並みになります。もし意見が合わなくなり、一人が辞めることになっても残りの2人でなんとかできます。しかし、受け持ち患者が24人では、やはり負担が多すぎて目配りが十分にできません。

一人の精神科医の受け持ちが12人となる４人配置でようやく欧米各国の水準に近くなりますが、このような精神科病院は日本ではまれ、というのが現状です。精神科クリニックにおいてもいうまでもありません。一人の医師が診られる患者数は限られています。

精神科医の絶対数が少ないと、運営を続けていくために治療の質より数をとってしまわなければならない場合も出てきます。質の高い精神科医療を維持していくためには医師一人ひとりの意識を高めると同時に、医師間のコミュニケーションを深めることが必要だと思います。

「信用されていない」日本の精神科医

精神科医の往診収容として、１９８０年代までは、家族の要請に基づいて精神科医が往診して患者を病院に収容することはまれではありませんでした。この過程で行き過ぎがあったのだと思います。また、徳島県では1985年に精神科医が往診中、患者に刺されて死亡した事件もありました。

1987年に精神保健法が制定され、2002年には精神保健福祉法に改訂されて、精神科医の往診による精神病患者の収容が禁止されました。たとえ家族の要請と同意があったとしても、往診し、病識のない患者を本人の同意が得られないまま収容入院させると、その医学行為が拉致罪という犯罪行為とされたのです。つまり、精神科医が「患者を野放しにするな」という風潮のもと、往診収容という身を挺して行ってきた医療行為について「信用ならない」ということになったのです。

その代わりに新設されたのが「移送制度」という、公的な保健所や精神医療福祉センターが病状調査を行い、患者を病院に移送する制度です。法律的には納得できる制度ですが、残念ながら、まったくといっていいほど機能していない現状にあります。国や県が法律を守って施行していないのです。

精神科病院では、毎年のように不祥事が新聞記事になります。スタッフ不足で管理が行き届かないことや、人材不足によるスタッフのストレスなど、それらが相まって、さまざまな不祥事が起こるのだと思います。

日本の精神科医療の特徴である薬剤多剤併用も、スタッフ不足を補うために、医師がなんとか症状をコントロールする目的で薬が増えていったとも考えられます。

医療スタッフが患者に十分な時間を割けないのは、１９５８年からいまだに続いている精神科の人員配置基準が関係しています。

例えば、病識のない精神病患者の入院については、医学的判断で開放的処遇が困難な場合、閉鎖病棟への入院が適切と判断されます。この場合、患者が成人後であっても家族の同意なしに治療を始めることはできません。この入院形態を医療保護入院といいます。精神科医師の医学的合理的判断よりも、素人の家族の同意が治療するうえで上位にきているのです。さらに入院後も、退院がまだ無理な状態であっても、家族の理解が不十分であっても、退院させることができる仕組みです。地域住民にとって、ある意味「野放し状態」です。これは何より患者自身のためにもなりません。

一人の精神科医の判断では不十分で信用できないのであれば、二人の精神科医の判断にするほうが、家族に責任を負わせる現状より合理的で患者のためにもなると思います。しかし、現状では家族の同意が最優先です。これが、「精神科医は信用されていない」と思う根拠です。これは、不祥事がいつまでも絶えない精神科病院の現状からするとやむを得ない仕組みなのだとは思います。ただ、不祥事が起きる原因は、医師をはじめ、スタッフが充実していない根本的な問題があるからなのです。

これからは、家族に保護者としての責任を負わせる現状から、社会で責任をもつ仕組みを考えることが必要です。患者の人権を守るために保護者がいるのですが、人権問題であれば、それは国の責任となります。一般科医療と同じように保証人がいれば、それで済むという仕組みに変えていかなくてはなりません。

パターナリズムからコミュニケーション重視の精神科医療体制へ

精神科病院では、入院患者の精神状態の観察・把握をする場合、院内における医師の診立てに加えて、家庭や職場、学校など、さまざまな状況・場面における患者の言動、人間関係などを医療スタッフが知っておかなければなりません。

そのため、精神科病院では、医師や看護師ばかりでなく、作業療法士、精神保健福祉士、心理士、薬剤師、管理栄養士などがチームとなって、患者に関わる情報を共有することが必要です。

しかし、現在の日本の精神科医療ではスタッフ不足で患者に適切な処遇を行えず、患者もなかなか退院できないため、平均在院日数が先進国の10倍の３００日前後にもなるという問題を抱えています。

精神科病院における患者の処遇を考えるとき、私が参考にするのがアメリカ映画『カッコーの巣の上で』（１９７５年）とイタリア映画『人生、ここにあり！』（２００８年）です。

両者を比較すると、前者が「パターナリズム」つまり、強い立場にある者が弱い立場にある者の利益のために介入する考え方、後者は「協議を尊重する組織」を描いています。

前者では、昔ながらのパターナリズムに支配された強固な管理主義に基づく精神科病院の姿（事なかれ主義の世界）と、そこにたまたま紛れ込んだ、束縛を嫌い妥協しない患者との葛藤が描かれています。

結局その患者は病院という権力によって治療という名の下に抑圧されてしまいます。ここでは患者とのコミュニケーションは存在せず、患者のやりたいことや社会復帰を支援するといった病院側の態度はみられません。つまり、患者の人権や自由を尊重する姿勢はまったくありません。

映画では、その抑圧の様子を見たほかの患者が自由を求め、閉鎖病棟の壁を壊して逃れる姿が描かれています。このような抑圧的体制のもとでは、自由に目覚めた患者は規制の枠を壊して逃走するしか道は拓けないのです。

『人生、ここにあり！』では、「精神病患者は自分たちでは何もできない」と決めつける旧態依然とした考え方にとらわれている院長のいる病院に、たまたま外からの資金援助で患者の実験的社会復帰の試みに関与することになった、精神科医療にはずぶの素人が登場します。

映画で彼は治療者側スタッフの一員ではなく、アドバイザー的なスタンスをとっています。一見メチャクチャなことを言う患者との交流を通して、自由な発想と討論を重視し、失敗からも思いがけない発見をし、それを発展させていく過程を、患者の自己実現と併せて描いています。

精神疾患の患者には、彼らを尊重し、見守ってくれる医師や医療スタッフの存在が欠かせません。患者の早期退院を促すことにもつながる医療スタッフの力を発揮するためには多職種間の連携に力を入れるとともに、医療スタッフが離職しないような働きやすい職場環境を整えていくことが必要です。

精神科におけるチーム医療でカギとなるコミュニケーション

精神疾患を抱えた患者の多くは、円滑な意思疎通を苦手としています。
同じ「障害」という言葉が使われていても、身体障害者は「こうしてほしい」という気持ちを訴えることができます。例えば「段差がきついからスロープにしてほしい」「就労先のタイムカードの設置場所が高いから低くしてほしい」といった欲求を自分の言葉で伝えることができます。

知的障害者は自ら訴えることができませんが、職場での作業が単純化されたり、視覚化されたりするなど、雇用者側から働きやすい環境を整えてもらっています。

しかし、精神障害者には自分の気持ちをうまく伝えることのできない人が多く、家族も身内に精神障害者がいることに引け目を感じている場合が多いため、私たちのように支援する側、治療する側がそういう人たちの視点に立って事にあたらなければなりません。

患者の気持ちを推し量り、理解するためには患者との密度の高いコミュニケーションが欠かせません。その前提として、医療スタッフ間のコミュニケーションが非常に大切ですが、これが十分にとれていない現状があります。

精神科医療を支える多職種のうちでも、特に看護師には患者の人物像をより深く把握し、理解することが求められます。そして、患者の症状を正確につかみ、患者の心理を理解する視点や、患者が暮らしてきた環境を理解しておくことも必要です。

また、看護師には看護技術だけでなく、薬物療法の効果や薬の副作用に対する理解も求められます。この場合は薬剤師や作業療法士など、職員間のコミュニケーションが力を発揮します。コミュニケーションを実効があるものにするため、看護部では病棟におけるケア会議や情報交換など、コミュニケーションを深める機会を積極的に活用することが大切です。

看護師の朝夕の勤務交代の際の申し送りでは、作業療法士を交えて情報交換したり、日中は、リハビリ現場に出向いたりすることも患者理解のうえで大切です。

コミュニケーションを深めることの効果は職員間の連携を密にするばかりではありません。看護師を交えたミーティングに参加した患者が、同席したほかの患者と関わることで自分以外の人の症状を理解するきっかけにもなります。自分はこうだけれど、あの人はこうだと、自らを客観視できるのです。

このように、コミュニケーションには患者自身が気づかないことを気づかせたり、漠然とした状態の気持ちを整理したりする効果もあります。また、患者一人ひとりの病状や性格も異なるため一概にはいえませんが、職員と患者、患者同士がコミュニケーションをとることによって、病気を治していこうとする患者の気持ちを引き出すことにもつながるのです。

比較的小規模で、小回りの利く精神科病院では患者の意識に働きかける意味でも、多職種がそれぞれの立場で患者とのコミュニケーションを深めていくことが必要です。

多職種連携が可能にする患者への総合的なアプローチ

精神科の長期入院患者の多くは社会への適応力を低下させています。このため、一つの部署だけでなく、治療に関わるすべての部署の医療スタッフが患者に寄り添い、早期の社会復帰を手助けできるよう努めています。

多くの精神科病院ではコミュニケーションを重視していますが、各職種の専門性や価値観の違いからいわゆる縄張り意識が発生し、意思疎通をうまく図れない場合があります。各職種の仕事に流動的な面があることから、情報共有の時間や場が十分に確保できないここともあります。

それぞれの職種の役割分担が明確に定められていない場合、責任の所在があいまいになり、業務の重複や漏れが生じる可能性があります。多職種の職員はそれぞれ業務量が多いため、連携のための時間確保が難しい場合もあります。

多職種連携の要点はそれぞれの専門職が知識や経験を活かし、患者に、より包括的で個別化された医療を提供できるようにすることです。異なる職種が同じ目的をもち、連携すれば情報共有が円滑になり、迅速な診断や治療が可能になります。患者のニーズや価値観などを尊重したケアの提供は、患者の満足度を高めることにもつながります。

さらに、多職種連携は患者の治療計画を柔軟に調整することを可能にします。例えば、患者の症状や反応に応じて治療方針を迅速に変更できるため、治療の効果を最大化することができます。患者の生活環境や社会的背景に配慮したケアが提供されることで、患者の治療への意欲も向上します。

患者一人ひとりのニーズに合わせた質の高い医療を提供するためには医師だけでなく看護師、作業療法士、薬剤師、管理栄養士、精神保健福祉士など多職種が連携して患者にアプローチすることが重要です。

多職種が定期的なチームミーティングやディスカッションなどで共有した情報を踏まえ、それぞれの専門領域でアプローチすれば、それを受ける患者の満足度は高まります。多職種連携は患者だけでなく、参画する医療従事者にとっても多くの恩恵をもたらします。

連携を通じて、互いの専門性を学び合い、新たな発見や気づきを得たり、チームワークが向上したり、仕事へのモチベーションを高めたりする効果も期待できます。これにより、医療従事者はプロとしての意識と誇りをもちつづけることができ、職場全体の士気も向上します。多職種連携は、より良い医療サービスの提供と医療従事者の成長を促進するための重要な手段です。

精神科病院の経営構造

精神科の診療報酬単価は一般科よりも低く設定されています。それだけ「心の医療」の位置づけが低いということではないかと私は思っています。

精神疾患は、身体疾患と異なり、症状や病状が客観的に把握しにくい場合があります。そのため、正確な診断には医師の高い専門性と経験が必要となり、診断に時間がかかることも少なくありません。

しかし、診療報酬単価は診断にかかった時間ではなく、あくまでも診断名によって決められているため、精神科医療は不利な状況に置かれています。精神科では診療報酬単価が治療期間ではなく、1回の診察や処置に対して支払われることも、一般医療と比べて低い理由に挙げられます。

そうした精神科特有の事情もさることながら、精神科の単価が安い最大の原因は病床数が多いことによると私はみています。病床数の多い精神科を一般科並みの単価にすると、精神科に要する医療費がかかりすぎて、国の負担が増えるため、医療経済的に成り立ちません。

精神科では、診断や治療に時間がかかるため人件費や医療材料費などのコストが一般科よりも高くなります。しかし、診療報酬単価が低いため、単価あたりの利益は低くなります。こうした収支バランスの悪さは精神科病院やクリニックの経営に響く大きな問題です。極端な話をすれば、病床稼働率を１００％近い状態にして、患者ができるだけ退院しないようにしておけば経営は安定するのです。

精神科の単価の低さは、精神科医療の質の低下につながる可能性をはらんでいます。しかし、単価を上げるだけでは問題解決にはならないため、まずは、病床数の削減を中心とする医療体制に変えていく必要があると考えます。

かつて、ある日本医師会長は精神病院経営者を「牧畜業者」と評していました。１９６０年代の発言であり現在とは状況が異なりますが、精神科医療に対する当時の見方の一面を表していると思います。できるだけ退院させず、満床状態にしておくという選択は、患者を囲いの外には出さないという、この医師会長のとらえ方に通じるものがあります。

患者を退院させないシステムについて興味深い話があります。ある精神科病院を辞めた医療スタッフにその理由を尋ねたところ、病床稼働率を１００％近くにするため、退院できる患者をあの手この手で退院できないようにしていた病院の運営方法に嫌気がさしたと

福祉・医療施設・事業等の１日平均単価比較

	患者一人一日あたりの入院収益	従事者一人あたりの年間医業収益	経常収益対経常増減差額比率
	円	千円	%
一般病棟	51,560	12,133	8.2
療養病棟	27,518	9,226	5.7
精神科病院	17,109	8,758	3.1
特別養護老人ホーム（従来型）	12,406	6,779	1.6
介護老人保健施設	11,526	7,253	3.3
軽費老人ホーム（ケアハウス）	4,897	9,451	0.9
認知症高齢者グループホーム	13,419	5,540	3.5

経常増減差額比率……経常増減差額は一般企業の経常利益に相当する
経常増減差額÷経常収益

2021年度決算分　福祉医療機構データより著者作成

いうのです。彼女はいわば、病院の方針に義憤を感じ、自分の気持ちに素直に従ったのですが、その病院のように、できるだけ患者を退院させないようにしている精神科病院は確かにあります。

病識がないうえ、一般病棟での治療が困難な患者については、出入り口に鍵がかかっている閉鎖病棟に入院させます。人権に関わる措置であるため、医療保護入院には精神保健指定医による判断が求められています。

それでも、病識のない患者にとっては無理やり入院させられたという思いがぬぐえないため、そういう患者を守る一種のセーフティネットワークのような仕組みがあります。例えば、閉鎖病棟内には公衆電話の設置が義務づけられています。それを利用して法務局や精神保健福祉センター、保健所などの公的機関に連絡し、いつでも不服申し立てができるようになっています。

そもそも、精神科の治療で閉鎖病棟を必要とする理由は、幻覚や妄想、自殺願望などに支配された状態、つまり本来の自分でない状態から自分を守るためなのです。

日本では他国よりも早く高齢化社会になることが分かっていました。ですから、認知症に伴う精神症状の受け皿として精神科病床が必要となることは明らかです。

精神科病院が認知症に伴う精神症状をもつ患者の受け皿という位置づけをされることは当然だとしても、現状の病床過多や超長期収容のあり方をそのまま踏襲してもよいのかどうかはきちんと論議すべきだと思います。

認知症患者はほぼ高齢者であることから、身体的合併症を抱える人が多く、複数の病気の治療を同時にする場合の対応についても配慮しなければなりません。

それを現在の単科の民間精神科病院で治療するには限界があるのです。そういう場合に、総合病院の精神科であれば身体的合併症を共同診療できるので安心ですが、残念ながら、今の日本の総合病院で精神科を併設している病院は少ないのです。

精神科慢性期病棟のように病院を収容施設化している状況は「病院は病気の症状を治して、社会に復帰させる機能をもつ施設」という本来の病院のあり方から外れています。単に収容することだけが目的であれば、アメリカのナーシング・ホームのような施設やデイケア、作業所などに通える施設をつくればよいのです。

そうすることによって、今の精神科の入院にかけている費用を、患者が社会で暮らせる施設づくりや救急のためのチームづくりなどに回すことができるようになります。

医療の目的は患者を社会に戻すこと

精神科病院に限らず、病院が行うすべての医療行為は患者が治療に来る前の健康な状態に戻すことを目的としています。にもかかわらず、精神科では入院患者がいったん退院しながら、再発して再入院するケースが一般科よりも多い傾向にあります。

さまざまな精神疾患における再入院率のトップは統合失調症です。それには支援する側による患者本人への教育や服薬指導などいくつかの原因があります。統合失調症は入院をして、きちんとした治療をすると幻覚や妄想などの症状は消退するか軽減します。

病院は入院中に適切な教育や指導をし、薬を飲み忘れないように習慣づけたうえで患者を退院させます。退院を認める場合には、患者が入院中と同じ基本的な生活態度を崩さず維持できるという暗黙の前提があります。実際、退院してしばらくは薬を飲み続けているので、患者は良好な状態を続けることができます。

ところが、良い状態が続くと、つい油断して薬を飲み忘れることがあります。普段健康体の人がかぜをひいて薬を飲みはじめたとしても、少し症状が軽くなると飲まなくなることがあります。それと同じように、服薬の効果で状態の良い統合失調症の患者も、服薬中断状態が数カ月から数年続くと間違いなく再発します。

再発が認められたとき、家族や近しい周りの人は当然、病状が悪くなったのだから薬を飲むように諭すはずです。ところが、患者本人には病識がないので、今の自分の体調は病気によるものではないと言い張ります。しかし、この言い張る状態こそが再発の兆候なのです。

精神科医療がなすべきことは、患者がそういう状態になるのを未然に防ぐことです。そのためには、退院してからも頻繁に訪問看護に行ったり、デイケアに通ってもらったりするなど、患者が薬を飲み忘れないよう常に見守る仕組みをきちんと整えることが非常に大切なのです。

統合失調症患者は初発の症状が軽快しても服薬をやめた場合、１年以内に80％が再発するといわれています。困ったことに、再発を繰り返すと、薬物療法の効果は次第に乏しくなり、再発前のレベルにまで戻らない可能性が高くなります。

このことに着目した興味深い研究があります。アメリカの精神医学疫学の権威であるG. E. Hogarty氏が１９７４年にまとめた「統合失調症に対する各種治療法と再発率」によると、統合失調症の24カ月以内の再発率は薬物療法のみの場合は53％です。これに対して、薬物療法と生活療法の併用の場合は35％でした。併用のほうが明らかに効果的であることが分かります。

統合失調症に対する各種治療法と再発率

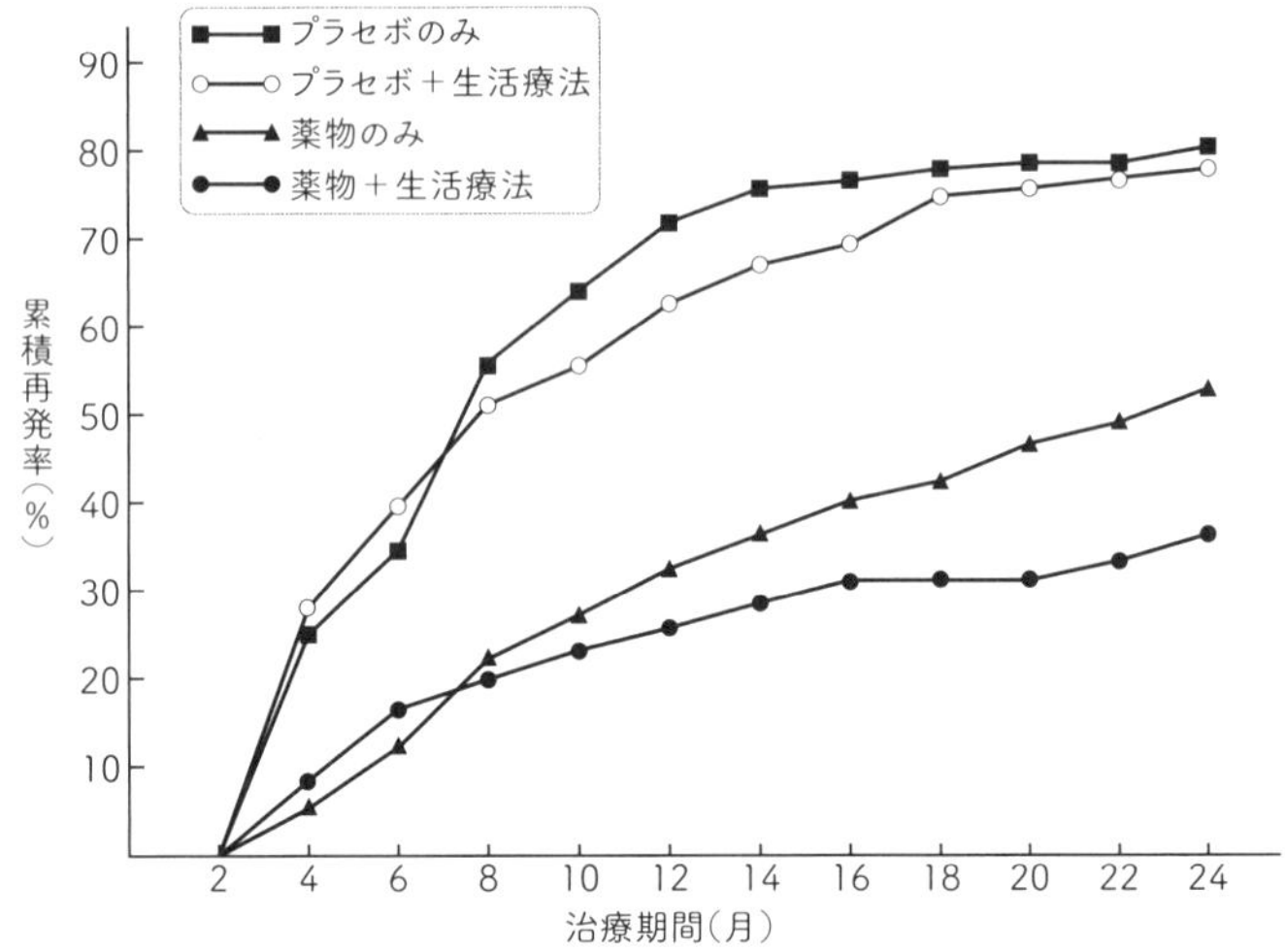

精神分裂病に対する各種治療法と再発率（Hogerty, G.E. :Arch, Gen. Psychiat 31: 605, 1974）
薬物：クロルプロマジン，生活療法；社会的指導と職業的リハビリテーション・カウンセリング

「PPSTニューズレター　第21号」より著者作成

Hogarty氏が１９９１年に発表した「統合失調症治療と再発」では、薬物療法のみの場合は25カ月後の再発率は70％台、薬物療法＋心理社会的療法の場合の再発率は20％台と報告されています。（59ページ参照）

心理社会的療法とは、家族介入や生活技能訓練のことで、薬物療法と併用することで再発予防の可能性が一段と高まるとHogarty氏は指摘しています。この場合、家族介入＋ＳＳＴ（Social Skill Training）の効果は50ポイントに

治療法の組み合わせによる統合失調症の再発率

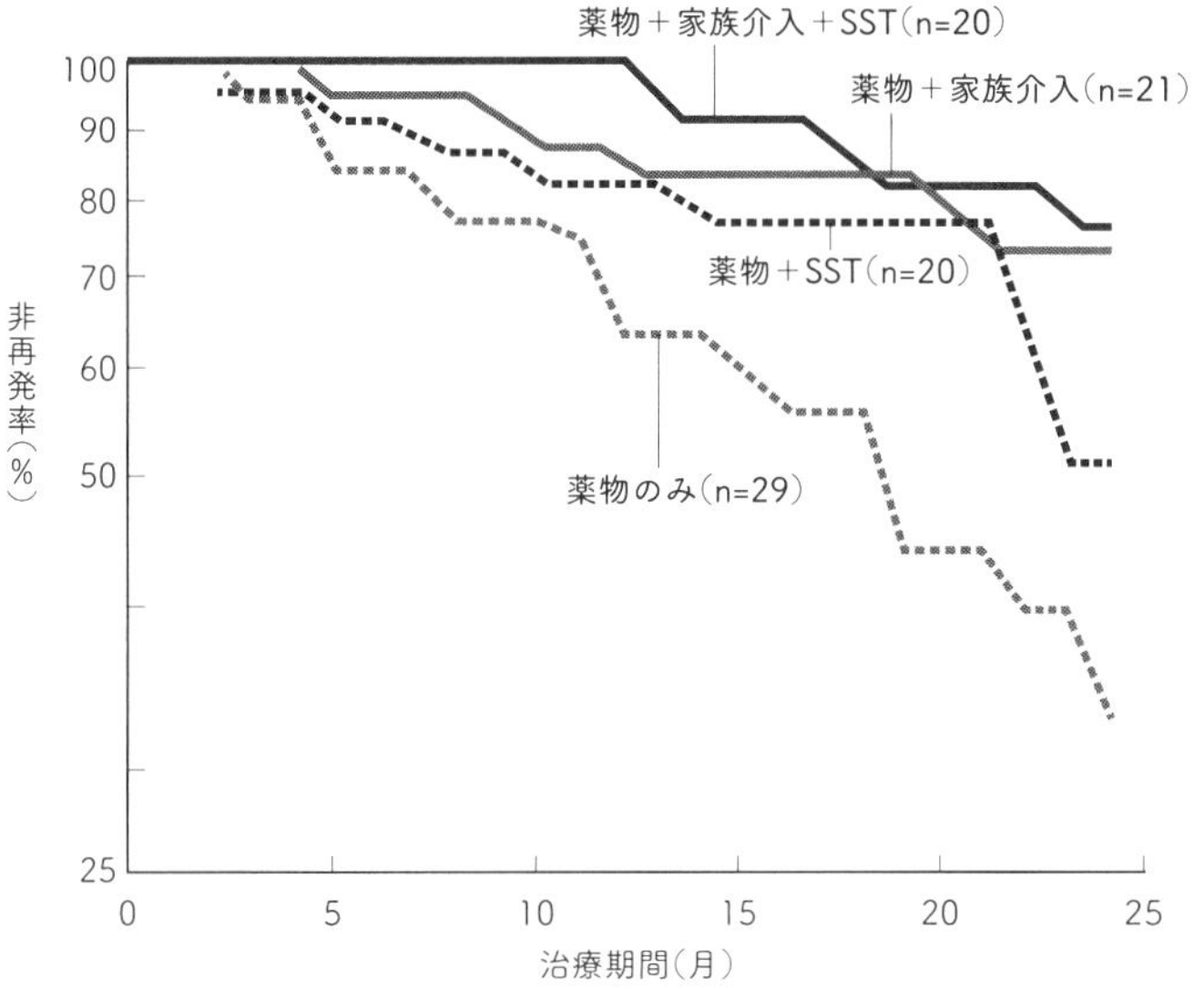

「PPSTニューズレター　第21号」より著者作成

なり、これはこの間（１９７４〜１９９１年）の社会心理療法の発達を示しています。Hogarty氏のデータは症例数が多くないのが欠点ですが、それでも重要な報告です。

２０００年代になり非定型抗精神病薬による薬物療法が普及すると、薬物療法だけであっても、１年後の再発率は低くなるという報告があります。

驚くべきことは、統合失調症に対する旧来の定型薬による50年前の薬物療法で明らかとなった「退院1年後の累積再発率30％」という数字が、現代の日本における退院1年後の累積再発率と同じということです。つまり、Hogarty論文の、定型薬物療法のみしか使用していない50〜30年前の、退院1年後の再発率と同じなのです。

さらに1991年の図から読み取れることは、「薬物＋家族介入＋SST」の組み合わせでは、退院1年後の再発率が0％になっていることです。

これらのデータは、現代の日本で1996年に最初の非定型抗精神病薬が発売され、その後、続々と新規薬が開発利用できるようになったにもかかわらず、退院後の精神科治療では旧来の薬物療法以上の有効なアプローチが行われていないことを意味しています。薬物療法以外の治療的アプローチにおける工夫が足りないか、なされていないに等しいのです。つまり、日本の精神科医療は薬物療法のみに依存せざるを得ない構造になっているということです。非定型抗精神病薬を含めて、多剤併用されやすい薬物療法のあり方自体を問われても仕方ありません。

患者の受け皿としての地域づくり

精神障害者は、症状によって社会生活を送ることが難しい場合があります。しかし、適切な治療や支援を受けることで、社会復帰を果たすことができる人も少なくありません。精神障害者の社会復帰は本人にとってはもちろん、家族や地域にとっても重要な課題であるため、国はさまざまな取り組みを進めています。

従来、精神科医療は入院治療を中心に行われてきましたが、近年は地域移行が進められようとしています。これは精神科病院に長期入院することなく、地域で治療や生活支援を受けることができるようにするものです。

例えば、国は精神科医療の地域移行の拠点となる地域精神保健福祉センターの設置や拡充などを進めています。この施設は精神疾患をもつ人に対して診察、相談、情報提供、就労支援、生活支援などのサービスを提供しており、医師、看護師、作業療法士、精神保健福祉士、心理士、精神保健福祉相談員などの専門スタッフが配置されています。

地域移行を推進するためには、精神科医療従事者の育成が不可欠ですから、国は各専門職の要請を支援しています。併せて、精神科医療と地域医療の連携を強化し、患者が必要なサービスを切れ目なく受けられる体制の構築にも力を入れています。

精神障害者の社会復帰には、安定した住居を確保することも重要です。そのために国は、精神疾患をもつ人が食事や生活面のサポートを受けながら、地域で共同生活できるようにするグループホームを整備しています。精神疾患をもつ人が民間の賃貸住宅に入居できるように入居あっせんや家賃補助などの支援も計画に入っています。

さらに、精神疾患をもつ人が日常生活を送れるよう、料理、洗濯、掃除、金銭管理などの必要なスキルを習得するための生活訓練事業や相談、同行、家事代行などの生活支援事業も行っています。

こうした国の方針は「病院から地域へ」というスローガンに要約されますが、現実的には地域格差が妨げとなり、必ずしも全国が同じ歩調で進んでいるわけではありません。

例えば、ある県では、県が病院に働きかけてグループホームの建設を促していました。

建設にあたっては行政としての財政的な支援を県がある程度行うという条件が付いていました。

ところが、その隣の県にはそうした考え方や動きがありません。ですから、必要ならば病院が自力で建てるしかないのです。費用はすべて病院側の持ち出しです。「病院から地域へ」とうたう以上、行政がきちんとした施設を建てて病院と連携するのが本来の姿です。

「地域へ」という言葉は「施設へ」「家庭へ」と2つの意味に読み替えることができます。「施設」の一つがグループホームです。これは一種の社会的サービスですから福祉の観点からさまざまな恩恵を受けられます。

一方「家庭」の場合、患者を受け入れる家族が相当高齢になっていることが往々にしてあります。これまでに何度も入退院を繰り返している患者も珍しくありません。きちんと服薬管理がなされ、健康状態が高い水準で保たれていれば大きな問題にはなりません。

しかし、家庭内で病状が悪くなった場合、体力的にも精神的にも高齢の両親の手には負えません。自分の子どもとはいえ、幻覚や妄想に支配されて異常な言動をする患者を病院に連れて行くのは至難の業で、同居する高齢の親が管理する苦労は並大抵のことではありません。

国が進める「患者の受け皿」としての地域づくりの実を挙げるには、施策の提示だけでなく、患者と家族に生じる個々の事例に配慮したきめ細かな対応が必要です。

♪

第3章

医師は指揮者、医療スタッフは楽団員 オーケストラのようなチーム医療で 早期社会復帰を実現する

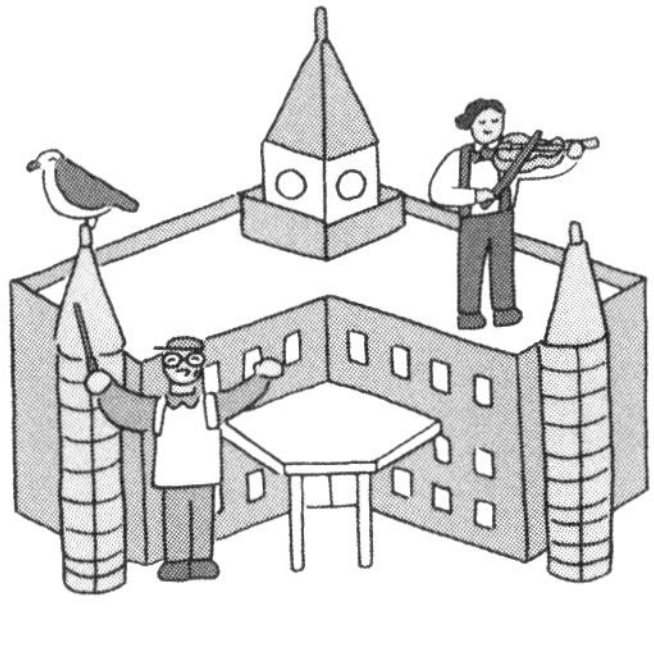

入院早期からのリハビリテーションが早期退院に結びつく

入院を必要とする患者の多くは幻覚や妄想などにとらわれています。その結果、不安や興奮が高じて大声を出してしまう恐れがある場合、ほかの患者と同じ空間で過ごさせるのは難しいので、保護室という隔離のための部屋に入ってもらいます。患者がひどく暴れる場合もしくは自殺の恐れが強い場合には法律で定められた抑制をします。

私たちの病院では、病棟勤務の看護師は、抑制される患者と同じ体験をしています。つまり、自由の利かない状態で一時間、ベッド上で抑制される体験をするのです。つらく不自由な時間を過ごすことで、看護師はどういう声かけが効果的なのか、どういう態度を患者がうれしく感じるかといったことを考えます。

自分が縛られる体験は抑制される患者にどう接するかを学ぶ貴重な機会にもなります。例えば、天井のライトがまぶしい、蚊が止まっても払えない、背中が痛いといった訴えの切実さは同じ体験をしていないと分かりません。

抑制に用いる抑制帯を縛るときの強さも看護師によって違います。可動範囲に配慮した看護師は手足がある程度動かせるように緩めています。適切な強さの加減は結局、看護師によって異なります。

大切なことは患者の立場で感じたり考えたりすることです。ですから、背中のかゆい患者に、その様子を察して「掻きましょうか」とかける一言が患者には非常にうれしく伝わるのです。そういう些細なことから、さまざまな気づきが得られるのです。

保護室には基本的に何も持ち込まない決まりがあります。患者の状態によっては、持ち込んだものが原因で危険な状況になるからです。その代わり、見える範囲にカレンダーと時計を掛けてあります。外の景色がよく見えるように窓も極力大きめにも設計してあります。

そのような環境整備の効果なのか、私たちの病院では一年ほど前から終日の身体抑制ゼロの状態が続いています。たとえ不穏な状態であっても、抑制をせず、周りが見える環境とそれに伴う工夫を凝らせば、必ずしも一日中保護室で隔離する必要はありません。

ただし、私の立場では、抑制は必ずしも悪い措置とはいえません。患者によっては抑制していないと手足を鉄製のドアや壁にぶつけ、骨折することもあり得るからです。この措置は精神科の医療行為の一つとして認められています。

抑制は何がなんでも悪いのではなく、それによって引き起こされる弊害をできるだけ取り除こうとする姿勢が大事なのです。

私たちの病院では患者が不穏な状態である時期から多職種が積極的に関わるようにしています。幻覚や妄想にとらわれている状態では、とても外部の人とコミュニケーションをとることができないからです。外部と関われないと入院の目的の一つである実質的なリハビリができません。

患者が不穏な状態から関わることを重視しているのは、その時期が患者にとっていちばんつらいときだからという理由もあります。そういうときにスタッフが声をかけると患者の気持ちを和らげる効果があります。「どうですか?」から始まり、病院の説明や治療の様子などに少しずつ話題を広げていけば患者の気も紛れます。

自分が途方に暮れているときにそういう関わりをもってくれることはあとあとまで患者の印象に残ります。そうした触れ合いが、その後の人間関係の構築に良い影響を及ぼすのです。そういう理由で、私たちの病院では入院のかなり早い時期から多職種が患者との交流を深めるようにしているのです。一般の民間病院では、だいたい決まった作業療法プログラムが用意されています。その内容は患者をプログラムに参加させ、一定時間を過ごさせるというものがほとんどなので、患者の適性や好み、何がしたいのか、といったことはあまり考えられていません。これが私たちの病院の掲げる作業療法との最大の違いです。

就労という形での社会復帰をゴールと考える私たちの病院のリハビリに携わるのは作業療法士ばかりではありません。日常的に患者と身近に接する看護師をはじめとするほかの職種も、それぞれの職域でリハビリに対する理解をもっています。

そのような情報共有があるため、患者の状況を見て、無理のない接し方をしたり、前向きな会話を進めたりできるようになるのです。こうした取り組みは退院を早める手立てでもあります。

用意されたプログラムは約30で、いずれも家庭や職場への復帰を目指したものです。お仕着せの単純作業に陥ることがないよう、茶道、書道、体操、アロマリラクゼーション、音楽活動、音楽療法、料理教室、映画鑑賞、ゲーム、歩行浴、ジム、さまざまな創作活動など、患者の興味や関心に応じて選べるようになっています。

作業療法では、退院後の生活を想定し、イメージした状態に向かって生活を整えるように配慮します。日常生活や仕事に関連するものばかりでなく、レクリエーションや創作的活動にも力を入れています。これらを利用し、集団や個別の関わりのなかで精神機能を高め、生活の質（ＱＯＬ）の向上につなげる狙いもあります。

入院という生活環境のなかで規則正しい活動と休息を身につけ、メリハリのある生活を送ることは退院後の新たな生活を送るための第一歩です。このため、患者が興味のあることを見つけ、集中できる時間を延ばし、他者とのコミュニケーションがとれるよう、地域で生活を維持していくための支援を重視しているのです。

医療スタッフが患者一人ひとりに向き合うために

患者一人ひとりに向き合うためには、医療スタッフが精神科の関わる病気を理解することはもちろん、患者の症状やその変化についても理解する必要があります。それも、できるだけ早い段階から目を配ることが大切です。

患者の家族背景ばかりでなく、学生であれば学校、職業人であれば会社の中でどういう立場にいて、どういう仕事ができるのかということを把握しておく必要もあります。

なぜ、患者の個人背景を知っておかねばならないかというと、患者の状況が悪化し、入院したときには本人から聞くのが難しいからです。

にもかかわらず、どうして一人ひとりに向き合うことができるかというと、まずスタッフ側から心を開いて接するようにしているからです。最初から、ある話題について互いが考えを述べ合うような、望ましいコミュニケーションをとることは難しいけれども、看護師なり作業療法士なり精神保健福祉士なりが自分のそばに座って自分のためにいろいろなことを進めてくれていることは、たとえ不穏な状態であっても患者に通じることが多いのです。

このため、医療スタッフは「薬を忘れずに飲みましょうね」「食事は口に合いますか」などと、入院の初期段階からそれぞれの立場で、何気ない言葉がけだとしても努めて患者に寄り添うように接します。そういう働きかけが自分のためにされているということは患者にも理解できます（その時には「少しも効果がない」とスタッフが思っていたとしても、あとから患者にスタッフからの声かけや励ましの言葉が励みになったと言われることがよくあります）。

大切なのは、患者から言葉や態度などで感謝されなくても、初期の状態から積極的に関わりをもつようにすることです。

しかし、そういうやり取りを何度も重ねるうちに患者には「この人は自分のことを心配してくれているんだ」という気持ちが芽生えるのです。

患者と医療スタッフの心が通い合うためには一定の時間を要します。そのうちに「このスタッフが勧めてくれるから薬を飲んでみよう」などと少しずつ心を開き患者の気持ちが治療の方向に向いてきます。そうなればしめたものですが、その過程で相当の時間がかかるのです。

少ない人数のスタッフで一人ひとりの患者に時間をかけることは容易ではありません。患者に向き合う時間や行うべき作業の内容は一律ではなく、臨機応変の判断も求められるため、個々のスタッフにかかる負担は大きくなるのです。

まだ信頼関係ができていない段階で初めての薬を勧めるとき、抵抗なく飲んでくれる患者はほとんどいません。「自分は病気ではない」「何を飲まされるか分からない」という気持ちのほうが強いからです。

そのため「この薬にはこういう効果があります」「今のつらい状態を改善する薬です」などと説明しなければ先に進まないため、自ずと時間がかかります。しかし、こういう時間を取らないと患者との交流の手がかりはなかなかつかめません。

こうして薬を飲めるようになると、次は薬の効果や副作用などを確かめるために、再び、患者一人ひとりに声をかけて治療を進めていきます。

精神保健福祉士は患者の入院から退院までの、主に社会的側面のプロセスに関わります。初めて入院する患者にとっては病院のことが分からないし、初めて受け入れる医療スタッフには患者のことが分かりません。そこで両者が互いのことを知る情報共有が必要になります。

精神保健福祉士は入院前に患者との面談（インテーク）を行い、得られたさまざまな情報を医師や病棟関係者などに伝えます。患者には入院生活や治療内容などを丁寧に説明します。それが医療スタッフに対する印象を決定づける場合もあります。

退院の際に行われる調整作業を進める際にも看護師や作業療法士などとの情報共有が欠かせません。

共有する情報のなかには精神保健福祉士が十分に聞き取れない患者の状態や症状の度合い、面会時の家族とのやり取りなどが含まれています。精神保健福祉士はそれらをもとに地域の支援者や家族との調整を図ります。

このように、精神保健福祉士が円滑な作業を進めていくためにも看護師や作業療法士などとの多職種連携は必須なのです。

しかし、看護師や作業療法士に比べて日本の精神保健福祉士の数は十分に足りているとはいえません。これは、社会と病院をつなぐ役割が軽視されていることの現れといえます。

良いコミュニケーションが良い治療に結びつく

精神科の扱う統合失調症やうつ病の患者には、ケガをしたときに外から確かめられるような〝傷口〟がありません。ですから、患者の抱える苦しさや悲しさ、痛さなどは他者には容易に分かりません。

私たちの病院が多職種間のコミュニケーションと同じくらい、患者とのコミュニケーションに注力する狙いは、患者との心の距離を縮めることにあります。効果的な治療には心の結びつきが必要となり、そこから信頼関係を築くことから始めます。

患者によって、かかる時間の長短はありますが、ひとたび信頼されれば、患者の考えの深いところまで聞き出すことができ、「実はこういうことで苦しんでいる」とか「本当はこんなことに興味がある」といった胸の内を明かしてくれるようになります。

時には思い描いている夢や就いてみたい仕事のこと、男女交際のことなど、健康的な話題に焦点のあたるコミュニケーションがとれるようにもなります。入院直後には見られない変化です。その意味で、コミュニケーションをとることは精神疾患をもつ患者にとって、非常に大事な治療の一つであるといえます。

幻覚や妄想にとらわれた状態で社会生活を送ってきた結果、多くの患者は孤立しています。その社会では患者の言うことをまともに取り合ってくれないばかりか、場合によっては家族さえも真面目に聞いてくれません。

患者はそういう状況で入院します。病院にはさまざまな医療スタッフがいますから、彼らとの関わり合いを通して患者はコミュニケーションの取り方を学ぶともいえるのです。

しかし、医師のなかには統合失調症の患者に対する治療は「薬物療法一択」と本気で考えている人もいます。そういう医師の診察は患者の病状の把握しかしません。目の前の患者にどんな幻覚や妄想があるかだけを確認すればよいと考えているのです。患者の幻覚や妄想を治しさえすればあとは問題ないという見方をする医師は少なくありません。

こういう考え方の医師が上にいる病院では多職種連携など論外で、うまく機能するわけがありません。そういう医師は「薬さえ飲ませておけばよい」という考えですから、患者に対するスタッフの働きかけも弱いのです。

患者の失われた社会性を再形成するという必要性にも思いが至りません。特に統合失調症の患者に対しては単に幻覚や妄想が治まればよいということではないのです。それどころか、精神症状しか尋ねない診察が続いていると、逆に患者のほうからそれにこだわる場合も出てくる恐れもあるのです。

私たちの病院では、患者が何をしたいのかという点に的を置いてサポートする体制を整えています。何かをしたいという気持ちは自己実現の出発点ですから、医療スタッフはそれが実現できるための支援を考えます。そういうレベルに達することができれば治療はかなり進んでいると考えられるため、多くの場合、成功裏に治療が進みます。

作業療法が患者の自己実現をうまく導いた例があります。県外の病院から転院してきた40代の統合失調症の患者を受け入れたときのことです。

初発は20代で、これまでに何度も入退院を繰り返してきました。前の病院で「一生退院できないかもしれない」と言われた母親が私たちの病院の評判を聞きつけて来院したのがきっかけです。

1回目の入院治療はうまくいき、幻覚や妄想も消退しました。退院後は母親の実家のある他県の施設で世話になることが決まり、その県で最も内容が良いとされるリハビリテーション病院を勧めました。

しかし、退院して1カ月後に具合が悪くなり、私たちの病院に戻ってきました。入院後、作業療法の過程で彼のやりたいことを聞く機会がありました。

彼の望みはインド旅行に出かけることでした。明確な目的があるのではなく、聖地のような場所で過ごして修行をしたいというのです。すでに幻覚や妄想から遠のいていて、現実的な生活が徐々にできていたので許可しました。

ただ、私には医療者として、送り出すことに伴う責任があります。薬を飲み忘れて現地で病状が再発する懸念があるからです。そこで、許可する代わりに1カ月間効力のある抗精神病薬の注射を受け入れるなら認めるという条件を示しました。一種の保険です。

結果的にその患者は念願のインド旅行を満喫してきたばかりか、医療スタッフ全員に土産を買ってきてくれました。私が許可を出したのは患者の気持ちを酌んで多職種が連携していることを知っていたからでもあります。

医療スタッフは患者が思いつきでインドに行きたいといっているのではなく、本気なのだという思いを熱心に伝えてくれました。費用の計画や日程表などは患者自身が表計算ソフトでまとめ、渡航に必要な書類申請などにはスタッフが同行しました。

まさに多職種連携による共同作業が患者の夢を形に変えたといえるケースです。インドに行くという夢を叶えるために患者はたくさんの新たな経験をし、生活の枠を広げていきました。

この患者に健康的なコミュニケーションが醸成されたのです。薬物療法だけでは決して実現できなかったと思います。

オーケストラに例えられる多職種コミュニケーション

古いタイプの精神科病院はおおむね、医師がトップに君臨して、その配下に看護師や作業療法士や心理士、精神保健福祉士がつくという治療構造で運営されています。この構造だと、それぞれの医療スタッフに医師の指示は伝わるけれども、多職種間の横の連携は生まれません。

医療スタッフはひたすら医師の指示を忠実にこなしていればよい、というのが典型的な旧来の病院や病棟のあり方です。私たちの病院も私がドイツに留学していなければ、そういう昔ながらの構造で運営されていたかもしれません。

私はドイツ留学で、当時の最先端レベルの精神科医療に触れることができました。そればかりでなく、芸術面、とりわけ、音楽関係でも多くの刺激を受けました。

バッハ、ベートーヴェン、ブラームスの「3B」を筆頭に、数多くの音楽家を輩出している国ですから、ドイツの子どもは幼い頃から音楽に親しんでいます。ドイツ人の多くは何かの楽器ができ、家族で小さな演奏会を開くことも珍しくありません。

そういう環境が整っているお国柄なので、滞在中には音楽関係の友達も何人かできました。そのうちに、コンサートに招かれたり、音楽談議を交わしたりするようになりました。やはり、音楽に造詣の深い土地柄で聴く音は違います。それは一人の発する単なる音ではなく、何人かの演奏家によるハーモニーの妙であることに思いが至りました。

もちろん、精神科医療を学ぶためにドイツに赴いているのですから、何かしらの収穫を得なければなりません。現地で学んだ医療を医療という枠組みのなかだけでなく、音楽のあり方と結びつけられないかと考えた末にたどり着いたのが、オーケストラを参考にした病院運営です。

オーケストラの演奏には、なんの知識もない素人が聞いても感動を覚えるところと、そうでないところがあります。では、人を感動させる一流のオーケストラの条件は何かといえば、まず、それぞれのパートの演奏家が一人前であることです。

一人前とは、自分の演奏が優れているのはもちろん、ほかの演奏者の邪魔をしないことです。そのうえで、ほかの演奏者の音を聴きながら自分の演奏を調和させます。同時に、指揮者のタクトに従うことのできる力量がないとオーケストラの一員として通用しません。

一人ひとりの演奏家がそのように気持ちを合わせたとき、初めて、全体としてまとまりのある素晴らしい演奏が成立すると思っています。それは生の演奏会を何度も聴いた留学時代から変わらぬ確信です。

ただ、一人ひとりの力量が一定の水準以上であれば誰が演奏しても素晴らしいと感じるのかというと必ずしもそうではありません。たとえ自分の腕が秀でていても、自分勝手な演奏をすれば全体の調和を図ることはできないからです。

それは、大編成のオーケストラであっても、四重奏であっても、三重奏であっても同じで、互いが相手を分かっていないと良い演奏は成立しません。ほかの演奏家との調和を図ることはそれほど大切なのです。その根底には楽団員同士のコミュニケーションがなければなりません。

楽団員は譜面台の楽譜を読み解きながら、作曲家や指揮者の指示を踏まえて最善の音楽を奏でます。私たちの病院の医療スタッフの仕事になぞらえれば、譜読みは患者の症状をそれぞれの専門的立場から把握することです。そこで、こうしたオーケストラのあり方が病院運営に活かせるのではないかと考えたのです。

私たちの病院の医療スタッフ一人ひとりは優れた演奏家に例えることができます。入院時のカンファレンスのような機会には基本的に全職種が集まります。その場で患者の目標や治療方針などを確認して、一本筋を通します。

例えば、単なる患者氏名の紹介だけでなく、患者に関わる基本情報をすべて共有します。生まれや家族構成、学歴、職歴、病歴はもちろん、薬物療法の変遷なども共有します。精神保健福祉士は家族背景の詳しい状況や受けている医療支援、年金問題も含めた患者情報を紹介します。看護師が主に病状の把握と確認を受け持つのに対して、作業療法士は健康的な側面から報告します。「こういう働きかけをしたら、こういう反応をしてくれた」とか「この患者はこういうことが好きだが、こういうことには興味を示さない」といった身近な話題を提供します。

管理栄養士は主に食事と栄養の関係性から治療に活かせる情報を提供します。特に、統合失調症と生活習慣病との間には深い関係があるので、体重の変化や検査数値の推移を踏まえて医師に栄養面での情報を提供します。

私は医師として、患者の入院時に身長と体重を測定し、合併症の有無などを提供してもらい、摂取カロリーを決めています。私たちの病院ほど厳しく栄養管理しているところは精神科ではかなり少ないと思います。統合失調症の患者が生活習慣病にならないようにする、一種の水際作戦です。管理栄養士は私の指示に基づいてあれこれ工夫をしてくれます。

入院時カンファレンス以外にも、多彩な話し合いの場が私たちの病院にはあふれています。互いがほかの職種を尊重したうえで、しかし、忌憚のない意見を交わし合います。そこで出された意見は共有されるとともに、さらなる質の良い治療のために活かされるのです。

こうした取り組みで、多彩な調べを奏でることのできる精神科を会場とする一流のオーケストラを目指しているのです。

多職種間の情報交換が治療効果を上げる

私たちの病院は、さまざまな職種の医療スタッフがそれぞれに集めた情報を持ち寄り、ミーティングやカンファレンスなどをして情報共有するコミュニケーションを大切にしています。それは、一般科に比べて足りない精神科の医師の働きを補ううえでも欠かせない取り組みです。

私が前職から赴任してきた当時の平均在院日数は４００日前後でした。それが現在は約１７０日に短縮されています。

私たちの職務は患者を社会に戻すことです。私が赴任する前のここの病院も昔ながらの体制で、退院する患者数は少なく、新規患者を積極的に受け入れることも少ない状態でした。慢性期の患者が多かったからです。しかも、新たな環境に踏み出す勇気や自信のない患者がほとんどでした。それでも、医療スタッフが熱心に働きかけをして何人かがグループ・ホームに入居しました。このグループ・ホームの運営は患者の退院と急性期患者の受け入れを同時に促しました。

退院と入院の歯車がかみ合えば経営的な回転率が上がります。回転率の向上は平均在院日数の短縮化につながります。

また、足りていない医師の補充はもちろん、ほかの医療スタッフが院外活動を積極的に進めることで職員も徐々に増えていきました。

リハビリテーション部門を充実させるため、作業療法士を中心とする充実策にも乗り出しました。このリハビリテーションの充実策は多職種間のコミュニケーションを深めるうえで大きな足跡を残しています。

私が赴任した当初、最も印象に残ったのは院内全体のコミュニケーションの悪さでした。もともと、精神科の患者はコミュニケーションを取るのが得意ではありません。しかし、そういう患者を見守り、治療にあたるべき肝心な職員同士のコミュニケーションが十分にとれていなかったのです。

例えば、看護師もケアワーカー（看護助手）も何人かいるのに、それぞれの部署内でもほとんど交流がなかったのです。どの職種も職員間の情報伝達が不十分で、互いが壁を設けているような状態でした。

多職種間の風通しの悪さは看護部（看護師）とリハビリ部（作業療法士）との間でも起きていました。患者と職員のコミュニケーションを深めるためには、まず職員間のコミュニケーションを円滑にしなければ話になりません。そこで、互いの壁を取り除くために情報交換を活発にするという極めて基礎的なことから始めました。

看護師はリハビリが大切なことはなんとなく分かっていたと思います。しかし、作業療法士が患者の回復のために何を目指し、どうしたいかまではしっかりと理解できていなかったのです。逆に作業療法士は看護師が忙しく動き回る姿を見ていても、その技術や考え方、方向性などを深く理解するには至らなかった面があったのです。

このため、互いの理解を深めるカンファレンスもたびたび開きました。カンファレンスでは、短くても構わないので、出席者が必ずなんらかの意見を述べたり発表したりする仕組みも取り入れました。

看護師にとって、作業療法士が漠然とリハビリをしているのではなく、社会参加という目標を立て、退院したときに患者が具体的にどうしたいのかまできちんと見据えて業務にあたっていることを知ることができたのは大きな収穫であったと思います。

こうして、看護師と作業療法士双方が互いのアプローチを理解するための情報交換が活発になりました。その動きは現在、看護師と作業療法士間だけでなく、すべての職種に広がっています。

看護師と作業療法士の緊密な連携から始まった多職種間の情報交換は、精神科医の不足を補う点で大きな役割を果たしています。

職員間の情報交換は精神科医同士が互いに躊躇《ちゅうちょ》なく、存分に批判し合える病院風土の醸成にも役立ちます。

例えば、ある医師が診ている患者の病状について、別の医師が意見を言ったり、自分の治療に対する意見を別の医師に求めたりするというコミュニケーションが当たり前に行われるようになれば、全体のレベルは自ずと上がります。

医師同士が互いに切磋琢磨して患者本位の治療をすることの目的には、医師によって異なる「自己流治療」を正す意味もあります。精神科の治療は一般科に比べて自由度が高い面があります。ですから、ある医師にとって最善と思われる治療方針が、別の医師から見ると必ずしも患者のためになっていないと感じられる場面もあります。

薬物療法は精神科の治療では基本的なアプローチですが、実際の治療現場では薬剤に対する患者の感受性や耐性が大きく関わってきます。副作用も考慮しなければならないため、投与にあたっては気を使いますが、使用量の幅は随分、広いのです。

例えば、幻覚や妄想が激しく、睡眠障害や興奮のひどい患者に投与するレボメプロマジンは、薬剤感受性の強い患者には５㎎でことが足ります。しかし、不安や興奮の度合いが激しい患者には１００倍の５００㎎を投与することもあり、これは一般科の薬では考えられない幅の広さです。

使用薬剤の数も医師によって開きがあります。向精神薬を使うとき、よく勉強した医師はできるだけ単剤で済まそうとします。やむを得ず増やす場合でも2剤くらいです。しかし、医師によっては3剤も4剤も使うことがあります。

多剤併用は日本の精神科における薬物療法の特徴の一つです。明確な意図があり、根拠に基づく治療効果を目指して複数の薬剤を用いる場合もあるので一概に否定はできませんが、患者利益となっていなくてはなりません。

薬の使い方ばかりでなく、治療法についても患者利益を考えれば、幅広い視野で医師間のコミュニケーションを図り、健全な競争を促すことで医療レベルを上げることが重要です。

すべての部署が情報交換することで得られる気付き

私たちの病院が目指す職員間のコミュニケーションは一つの部署だけでなく、治療に関わるすべての部署の医療スタッフが関わり合うことです。それぞれの専門職がプロとしての視点でものが言えることが最も健全な組織の形であると考えているからです。

精神科病院では入院が長期化すると、社会への適応力が低下しがちです。ですから、スタッフには患者に親身に寄り添い、彼らから信頼されるプロのスキルと、チームの一員としての協調性が求められるのです。

私たちの病院では日勤帯と夜勤帯の看護師が行う申し送りのミーティングに、多職種が参加して情報交換するようにしています。

この考え方は導入しているカルテにも通じます。私が赴任する前は医師用、看護師用、作業療法士用など、複数のカルテが別々に存在していました。しかし、それでは同じ患者の情報が連携できないし、管理にも手間がかかります。

そこで、それらを統合し、各スタッフが時系列で入力するシステムに改めました。これにより、それぞれのスタッフは記載時に、一人の患者に対して多職種がどういうアプローチをしているかを確認することができます。これも業務改革として赴任時に行った既存システム見直し策の一つです。

患者に対する職員のアプローチでは、看護師に対する負荷が大きいかもしれません。精神科の治療は薬物療法が基本で、薬を実際に患者に服用させるのは看護師の役割だからです。薬物療法を進める過程で注意しなければならないのは、薬の副作用です。服用してなんらかの異変があったとしても、多くの場合、患者自身はそれが副作用によるものであることを正しく訴えることができません。

医師はもちろん、診察時にそういうことに気づくことができます。しかし、患者の健康を気遣うならば、医師だけでなく、患者が送る日常生活の様子を病棟で身近に観察できる立場にある看護師の役割も重要です。

患者がなんらかの不調を訴えたとき、それが本来の精神状態によるものか、薬の副作用によるものかを見分ける知識や、ある種の眼力が必要になるのです。自分で不調や異常を訴えることのできる一般科の患者とは異なる接し方をしなければならない、精神科ならではの難しさです。

患者へのアプローチという点で赴任時に断行したのは、ナースステーションから看護師を追い出したことです。もちろん、訪ねてくる患者に応対するための人手は残したうえでの対応です。要するに、できる限り患者のそばにいてほしいということです。自分の意思を伝えにくい患者の様子を知るためには患者が見えるところにいて、看護師がきめ細かく観察することが大切なのです。

看護師がそばにいる時間が長くなると、その分、患者に対する理解が進みます。そういう姿を見せることはほかの医療スタッフに気づきを与えます。ほかの医療スタッフが看護師のアプローチを知ることで、彼らは自分たちの果たす役割をより深く知ることができ、それは医療スタッフ間の意見交換にもつながります。

部署や経験年数などが違うために、これまで遠慮して言えなかったことが、相手の仕事内容や働きぶりを理解すれば、きちんと言えるようになります。時には見当違いの発言をするかもしれませんが、それも含めてコミュニケーションは確実に深まっているはずです。

食事、栄養面からのアプローチ

多くの医療スタッフがそれぞれの持ち場だけでなく、連携することで患者のための総合的なアプローチになる例を栄養課の取り組みからみてみます。私たちの病院の管理栄養士は一般科と比べて、患者とより密な関係を保っています。

服薬指導と同じように、患者にとって、管理栄養士の指導や助言は患者の健康管理に大きな役割を果たしています。例えば、食事の観察・料理教室があります。これには、管理栄養士はもちろん、看護師や作業療法士も参加します。

具体的には、患者の食事の仕方を観察します。それだけでも、患者の特性やその程度をかなりつかむことができるのです。患者が食事する風景、つまり食べ方や食べる速さなど、食事にまつわるさまざまな情報を収集します。

患者によって、早食いの人、やたらとこぼす人、丸呑みする人、まったく手をつけない人など、食べ方は多岐にわたります。食べ方で病状の特性が分かるのです。

早食いの人は統合失調症に多いことが分かっています。丸呑みしてしまう人には喉を詰まらせる恐れがあります。

まったく食事を食べないか食べることを拒む患者の場合、胃腸の具合が悪いとか満腹だからとかいったことではなく「ご飯に毒が入っているから」という妄想によることが往々にしてあります。

そうした内面的な理由は外から見ただけでは分かりません。だからこそ、その行動から察して丁寧に聞き出すといった食事時の観察が大事なのです。

看護師や作業療法士、管理栄養士がそれぞれにばらばらで職務を果たすのではなく、互いに連携して情報を共有すれば、それは結果的に患者のためになります。精神科に限らず、医療に対する昨今の標準的な取り組み方であるチーム医療を考えれば分かることですが、患者の治療は医師の対応だけで完結するわけではありません。だからこそ私たちの病院では、多職種の連携による患者へのアプローチに力を入れているのです。

患者を巻き込む食堂での役割分担

食欲をなくし、積極的にものを食べようとしない患者に食への興味をもってもらうために、私たちの病院では一人ひとりの病状に応じた食事を用意しています。

まずは無理なく食事をしてもらうための病院側からの働きかけです。それを踏まえて、患者を巻き込んだ食空間の環境整備や仕掛けにも力を入れています。入院という枠組みのなかで、食生活を充実させることが毎日の暮らしに張り合いをもたせ、退院後の社会復帰に向けてのリハビリになるからです。

私たちの病院では、患者の身長、体重から割り出した緻密なカロリー設定で最適な食事を提供できるように努めています。最適な献立を考えるために、多職種が参加するカンファレンスでは患者情報の収集にも注力します。

そのうえで、ただカロリーの数値だけを重視するのではなく「病院の食事はおいしくない」という固定観念をぬぐう試みを重ねています。プロの管理栄養士が手がけるのですから、提供する食事の栄養バランスが整っているのは当たり前です。使う食材は原則的に信頼のおける地元の業者から仕入れた新鮮で安全なものを使用し、病院の庭で採れた果物を使うこともあります。

私たちの病院が提供する食事は、ほかの入院患者やスタッフと語らいながら楽しく食べられる環境を整えることも大切です。

献立ばかりではなく、テーブル上の花も身近な話題の材料にできます。その日の献立は各テーブルに一つずつ置かれる、日めくりのような「卓上メニュー」で確かめることができます。使ってある食材の説明や栄養素とその効果なども書かれています。すべて管理栄養士たちの手づくりによるものです。

このメニュー一つからも話題が広がります。患者同士はもちろん、食材や栄養素について知りたければ管理栄養士が話の輪に加わります。

「退院したらつくってみたいのでレシピを教えてください」と管理栄養士に話しかける女性の患者もいて、退院後の生活を考えるきっかけになるケースもあります。

このように、食事は患者同士や患者とスタッフとのコミュニケーションを深めるための絶好の機会です。こうしたコミュニケーションから自然発生的に生まれたのが、食事の準備や片づけに加わって手伝ってくれるなどの役割分担です。

入院生活という小さな社会の中で自らの役割を見つけて習慣にすることは、ある種の所属感を芽生えさせます。他者貢献や自己承認欲求につながる面もあるはずです。今までまったくそんなことをしなかった患者が退院して自宅に戻ったとき、率先して動くことで家庭内での存在価値を認めてもらえることにもつながるかもしれません。

単に空腹を満たすためだけではなく、コミュニケーションを深める手段でもある食事の時間をいかに中身の濃いものにするかは私たちの課題です。役割分担に参加する患者が増えることがその答えの一つではないかと思います。

おいしい食事は心身の健康に働きかける

「食べること」は生きていくための行為として必ずついて回ります。私たちの病院は、この「食」を充実させることに努めています。「おいしくない食事はしたくない」という、患者だけでなく誰もが思う気持ちを考えてのことです。

一般科と精神科の入院期間を比べると、一般科がおおむね1週間、長くても3週間程度であるのに対し、精神科は急性期病棟でだいたい2、3カ月です。一般科の場合、たとえ口に合わない食事を出されたとしても1週間の我慢で済みます。一方、精神科ではその10倍以上の期間付き合わねばなりません。

精神科の入院患者はさまざまな不安や悩みなどを抱えながらも、基本的に体は元気です。食事がおいしくないと、日々の入院生活はひどく味気ない時間に変わってしまいます。

それぞれの施設にはそれぞれの経営方針やコスト対策があるので、一概に否定はできませんが、少なくとも「食べることを楽しみにしている」患者が置き去りにされている点は否めないと思います。

箸に手が伸びないような食事を3カ月、あるいはそれ以上の間、強いられるのは耐えられません。

人は誰でも、おいしいものを食べれば気力が満ちて元気になります。逆に、おいしくないものを食べさせられたら不快になります。ただし、それは健常な状態の者が言えることであって、精神科の患者には、精神症状に支配されて、食事ができない人も多くいます。

うつ病の患者は食べることに対する興味も味覚も低下するので、食欲はさらに低下する悪循環に陥ります。

ストレスを感じると交感神経が優位になり、副交感神経は抑制されます。消化機能も弱まるため、食欲がなくなるというメカニズムが働きます。そう考えると、食事が心の健康のバロメーターになっていることが分かります。

実際、入院時に食事をおいしくないと感じていた患者も病状が安定し、退院する頃にはおいしいと感じられるようになるものです。

おいしい食事は五感を刺激します。盛り付けの見た目や料理から沸き立つ香り、かむときの歯触り、温かさ、そして何よりも味そのものです。管理栄養士は調理師と協働し、そのすべてに細かな心配りをしています。

２０２２年から始めたランチビュッフェも好評です。決められた献立ではなく、自分の好きなものを選んで食べられるため、心待ちにしている患者が少なくありません。いつもの食事とは異なる自由度の高い環境で、主体的に食事ができる効果は大きいと思います。食欲を落とした患者がランチビュッフェを契機に食事の摂取量を増やしたという事例もあるように、患者の食行動の変化や特性も把握しやすくなります。

参加した患者にはアンケートに協力してもらいます。満足度、人気のメニューなどの質問があり、毎回結果を分析し次につなげます。次に、参加者の感想をいくつかご紹介します。

「食事を食べるのはおいしいけど、楽しい雰囲気、気分がいちばんと思うので、今日は本当に楽しかったです」

「楽しい予定があると苦しいことも消せる。生きがいになる」

「高級料理店のようにおいしいメニューがいっぱいで、ぜいたくで、楽しい食事でした。ありがとう」

「食欲が落ちている私にとって、『おいしい』と感じられ、うれしかった」

「退院が今日だったので、退院祝い。ありがとう」

「バイキングに行っているみたいで楽しかった。自分で好きなものを選んで食べられるってうれしいです」

患者の生の意見は、いちばんの励みになります。

患者と医療スタッフの交流の場

患者とスタッフのコミュニケーションがうまくとれるかどうかは、互いに信頼関係を築けるかどうかにかかってきます。

両者の心が通い合うためには、患者がスタッフに対して心を許せる状態でなければなりません。

当たり前のことですが、看護師はできるだけ患者のいる現場近くで仕事をしていますし、患者から声をかけられた場合には、必ずいったん手を止めて、患者のほうを向いて聞くという姿勢を大切にしています。そのほうが患者との心の距離を縮められるし、コミュニケーションを深めることもできます。実際カルテも詰所ではなく、患者が集うデイルームで書くようにと指導しています。

そういう風に患者と過ごし、コミュニケーションを通じて得られる情報を治療に活かすことができるからです。

患者に関する情報は院内や家族周辺ばかりでなく、保健所のスタッフからもたらされる場合もあります。そのような外部からの分も含めて、情報を扱う際に大切なのは、関係者全員で共有することです。

いくら治療に役立つ貴重な情報を受けても、特定の職種で抱え込んでいたら活用できないどころか、患者のためにもなりません。

医師一人で対応できない部分をサポートしてくれるのが多職種の存在なのです。彼らがもたらす日々の患者情報は何よりも実践的で有益です。ですから、常に鮮度の高い情報を得るために患者と心を通い合わせること、つまりマッチングが大切なのです。

さらに、患者とスタッフのマッチングを促進するためには、定期的な研修や教育も欠かせません。スタッフ全員が患者の視点に立ち、思いやりをもって接することが求められます。研修を通じてコミュニケーション技術や心理的サポートのスキルを向上させることで、スタッフはより深く患者に寄り添うことができるようになります。

また、患者からのフィードバックを積極的に取り入れることで、サービスの質を向上させる取り組みも重要です。患者の声を反映させることで、より良い医療環境を整えることができます。

看護申し送り後の「気づきの会」

日勤の看護師から夜勤の看護師への申し送りでは、通常、日勤帯の患者の状態や薬物療法の変更などの伝達が主になっています。しかし、日勤帯で患者と関わったスタッフは、医師、看護師以外にもたくさんいますので、その二者間だけの情報交換ではもったいないと思います。多職種は患者や家族、治療環境など、それぞれの立場や場面において多くの「気づき」を得ているのですから、このような「気づき」を共有すれば、患者・家族への支援、スタッフの成長、快適な環境づくりへとつながっていくはずです。

そこで、始まったのが、夕方の申し送り後の「気づきの会」です。

当然のことですが職種により気づきの内容には、それぞれ特徴があることが分かりました。看護師は患者の症状悪化・軽減の兆し、患者なりに目標をもっていることなどリカバリーに向かう可能性にも気づいていました。看護計画を立てる際、看護師と患者は目標を共有していなければなりません。障害をもちながらも頑張る主体は、患者なのです。

作業療法士は、ゲームやモノづくり等の作業を通じて、就労や興味関心、患者にできることの報告やその社会性、持続力・集中力などを見ていました。精神保健福祉士は、家族の現状や退院後の支援サービスの情報、地域生活での伴走者としての気づきなどを述べていました。

公認心理師は患者像のとらえ方や能力特性についての情報を伝えてくれました。

医師は治療環境全体を整えることを提案していましたが、これは快い環境が人の自尊感情を高め、回復への力を発揮しやすくするからです。

ケアワーカー（看護補助者）は患者の日常生活上の困難（トイレや入浴など）をフォローしていますが、病室での様子や食事などの入院生活全般に対すること、ふとしたときに見せる他者との関わりなどについて報告してくれました。これらは、退院後に患者がその人らしい生活を送るのを支えるうえで貴重な情報となるものです。また、ケアワーカーは医療専門職にはない「素人っぽさ」をもっています。この素人っぽさが良いのです。患者がソファに座っているのを見ると、看護師は患者の表情や言動、座り方から心身の健康状態を見ようとします。しかし、ケアワーカーは、そのソファの小さな汚れも見逃しません。医療を利用するのは素人の患者や家族ですから彼らの視点を忘れることなく、環境に関する細やかな心配り、つまりホスピタリティあふれる対応には、ケアワーカーの気づきが貴重なヒントとなっているのです。

患者・スタッフ間のコミュニケーションを促進する「杜のモーニング・ミーティング（MMミーティング）」

10年程前まで、私たちの病棟には花や絵を飾る習慣はなく、危険その他の理由で排除していました。服薬や入浴も決まった時間に一斉に行い、患者の個別性を重んじない管理的な看護をしていました。そこには、コミュニケーションが生まれる余地はほとんどありませんでした。あたかも「子どもが厳しい世間でつまずかないように」と過保護になる親の姿に似ています。しかし、それが患者の自立を妨げているとは、当の看護師は思ってはいなかったと思います。患者は入院中、危険から遠ざけられ、栄養バランスの良い温かい食事や適切な活動、清潔な環境などの援助が与えられ、多少の不自由と引き換えに、守られた生活を送ります。

ところが、退院すると、生活は乱れやすく不規則になり、服薬も滞りがちになり、心身ともに不調になるということがよくあります。入院中には、医療スタッフの言うとおりにするというコンプライアンス行動ができても、一人になると、自分で自分の生活をスケジューリングできないから、このような事態を招いていたのです。

この状況を打破したいと思い、患者が積極的に、療養生活上の疑問や悩み、希望を率直に出せる場、それを患者同士が自分事《じぶんごと》として考え、意見交換し解決できる場として、MMミーティングを始めることにしました。これは、入院患者も治療チームの一員として巻き込み、看護師をはじめとする多職種と、治療に対する疑問や意見そして生活の希望を述べられる自由度の高い毎朝のミーティングです。

しかし、はじめからうまくいったわけではありません。当初は、教師のように患者の前に立った看護師が、一日の流れを一斉に伝えるといった従来と変わらないアプローチで、患者の自立性・自発性を引き出す会とはいえないものでした。話し合いといえば、学校で慣れ親しんだ学級会がモデルになっているので、無理からぬことでした。

そこで、他職種のアドバイスもあり、参加者の座る位置関係、話題、会の進め方などを工夫しました。具体的には、参加者全員の表情が見え、取り上げられた内容が飛び交うように円形に座ります。スタッフはファシリテーターとして機能するように、参加者の間に点在しています。医療スタッフも患者も、従来のヒエラルキーは取り払い、一人ひとりの意見が同じ重みをもつ水平型のコミュニケーションがとれるよう、まずは形から入ったわけです。

ここで扱われる内容は、「入院時の自己紹介」「睡眠の質や時間」「外出などの行動範囲」「退院の希望」「生活の目標」など多岐にわたります。この内容は、診察、日常の会話、作業療法場面にも反映されていきました。さらには患者間で目標を言い合ったり、励まし、助け合ったりと治療を後押しするようなコミュニケーション場面も多く見られるようになりました。当事者同士が支え合うピアサポートの萌芽がここにあります。

この芽を今後、大切に育てていきたいものです。

ある日の「ＭＭミーティング」：『散歩について』

Aさん　「（病院の）庭の花を見て歩くのが、楽しみです」

Bさん　「私も庭をよく歩くけど。運動にもなるし、いいよね」

Cさん　「ちょっと行くと、病院の隣の川のせせらぎが聞こえてくるところがあるよ」

Dさん　「そうそう、川に亀もおる、見たことある？　この間はウグイスの声も聞こえたよ」

全員　「わあ、すてき」

Bさん　「CさんもDさんも、2キロコース散歩できていいな。私も行きたいな」

Dさん　「病院の庭から外に出るには先生の許可がいるよ」

Cさん　「僕はこの前、病院に帰るのが遅くなって……注意されて、しばらくは病院から一人で外出してはいけません……ということになっちゃったけど……」

Aさん　「あのときはC君に何かあったんじゃないかと、みんな心配しとったんよ」

Cさん　「ごめん、ごめん。あんなに大ごとになると思ってなかった……」

Bさん　「私、今度の診察で先生に外への散歩の許可をもらいたい。看護師さん、先生にお願いしてくれない？」

看護師「それは、Bさんのお願いだから、Bさんから先生に相談してみて。もちろん、診察の時には、隣に付いていてあげるから」

2キロコースとは、病院周辺の往復約2キロの散歩コースのことで、患者にも分かるように掲示されています。この散歩の許可が出るということは、自分の行動に責任がもてると認められた証しでもあります。Cさんは社会性に乏しく、ルールを守るということが苦手ですが、自分の行動が周囲に影響を与えるのだということが理解されはじめています。それは、スタッフが教え諭すよりも患者仲間から「みんなに迷惑をかけた」という事実を聞かされたほうが響くようです。家族だと甘えが出て「心配して当然」と思い、スタッフだと「職務上、心配して当然」となるかもしれないからです。ですから、スタッフはあえて、Cさんにお説教がましいことは言わず、仲間の力に任せたのでした。

Bさんが希望を医師に相談するとき、サポートを保証しながらも、患者自身で医師に相談するように勧めた看護師の行動は、行動に移すエネルギーを充填《じゅうてん》するケアリング行動といわれるものです。ここで看護師は、患者の自立したいというニーズ（目標でもある）を達成するために、この精神科看護技術を使っているのです。

「気づきの会」と「MMミーティング」によるスタッフの成長

精神症状や生活のしづらさ、薬物療法の効果・副作用を評価することは非常に大切なことです。看護師は問題解決思考で看護計画を立てるため、症状に視点がいきがちで、患者の可能性やできていること、つまりストレングスに注目し、伸ばしていくことに注力しないキライがあります。しかし、「気づきの会」「MMミーティング」は、看護師はもちろんのこと多職種間に新たな視点や思考をもたらし、自己の役割を再認識し、患者中心のチーム医療を実現するための推進力となっています。

気づきの会でもMMミーティングでも、当初は、コミュニケーションを苦手とする患者を前に、看護師もミーティングで話をすることに抵抗や戸惑いがあったと思います。特にファシリテーター役となる看護師からは、「どんなことを話したら良いのか分からない」「話が続かない」等の悩みや取り組むことへの理解も乏しい時期がありました。それは、いきなり話の輪に加わるように言われた患者も同様ではなかったかと推察されます。しかし、両者とも発言することで、仲間から受け入れられる安心感や喜びを感じ、さらに、コミュニケーションをとっていく自信が次第に湧いてきたのです。やがて、ＭＭミーティングの場で生き生きと発言する患者の健康的な一面や能力を知って、看護師は驚いたと言います。患者も医療スタッフも対等なミーティングの場で、どのような意見でも真剣に反応してくれる仲間や医療スタッフに、新鮮な関係性を感じて驚いたのではないでしょうか。現在では、スタッフの介在なしに、患者同士で支え合う場面が、より多く見られるようになりました。患者同士で目標を決めて、散歩など運動プランをこなし「今日はここまでで良しとするか」などと言い合っている姿は、感動的でさえあります。

看護スタッフは気づきの会やＭＭミーティングなど、当初は「やらされ感」でいっぱいだったと思います。しかし、「患者さんのため」「より良い医療のため」と言われると、「やらねばならぬ」と勇気を出すのが当院スタッフの心意気で、いちばんの長所です。このような取り組みを続けてきた結果、気づいたことを共有するのは当たり前で、患者や多職種の意見を積極的に取り入れようという職場風土ができつつあります。このようにスタッフの意識変革や成長もありました。でも、私たちはこれで満足し、立ち止まっている気はありません。満足すると、そこで停滞し、良い取り組みも形骸化してしまうからです。

映画『マイ・フェア・レディ』で、オードリー・ヘプバーン演じるイライザが、「ヒギンズ教授はいつまでも私を粗野で下品な花売り娘としか見ない。でも、ピカリング大佐は、私を一人のレディとして見てくださる。だから、教授の前では私は、まだ街の花売り娘で、大佐の前では、私はレディなの」と言っていたように、人は自立した社会人として扱われると、そのように成長していきます。患者も専門職も、それは同じなのではないかと思うのです。

社会復帰を目指した統合失調症治療プログラムのあり方

私たちの病院はHogartyの研究データに着目し、リトスグループと銘打ったリハビリテーションプログラムに取り組んでいます。リトスは「Return To Society」の頭文字をつづったもので、社会復帰や社会参加を目標とする私たちの病院独自のプログラムです。

リトス（LITHOS）にはギリシャ語で宝石の意味もあります。このリトスグループには、参加する一人ひとりが「輝ける」という願いも込められています。

グループは幻覚妄想や抑うつ気分などの急性期から回復する段階の患者と看護師、精神保健福祉士、心理士、薬剤師、作業療法士などのさまざまな専門職で構成します。このプログラムに参加して回復を経験した患者がピアサポーターとして加わることもあります。

プログラム内容は疾病服薬教育や回復を促すＷＲＡＰ（Wellness and Recovery Action Plan）、生活技能訓練、革細工活動、喫茶活動などを組み合わせて週3回、退院前には自宅や職場などで、訪問指導します。

私がこのプログラムを紹介する理由は合理的だからです。薬物療法により、言語的コミュニケーションがとれはじめた早期の段階から、生活の目標を聞き取ります。自分の疾病や薬についての知識を学び、自分らしく過ごせる回復プランを立てていきます。そして、生活のなかで苦手な場面を切り取り、その課題についてスタッフを含む参加者全員が対策を練ったあと、ロールプレイを行います。革細工では制作過程や道具の共有を通して学んだことを披露し、ワーキングメモリや注意集中などの認知機能の訓練を行います。忙しい環境を設定した喫茶活動では、リーダーやホール担当などの役割があり、より生活の実践に近い場面を提供しています。

私もリトスグループのプログラムをのぞくことがありますが、随所に患者間・患者スタッフ間のダイナミックで健康的なコミュニケーションが見られます。日常生活の目標を設定したうえで、それらを達成していく過程は、症状にとらわれる時間よりも、通常私たちが経験する健康的な時間となっています。

もう一つ、このリトスグループを紹介したい理由は結果です。リトスグループに参加した精神疾患患者の1年以内の再入院率を見てみると、従来の35％から15％に減少しています。精神疾患患者は再発しやすい特徴があります。２０１４年厚労省の患者調査では、1年以内に37％が再入院している状況です。リトスグループのような濃密な治療を入院治療に取り入れれば再入院率の減少につながるということです。

最も再発率が高いとされている統合失調症患者に着目してみます。私たちの病院に入院した統合失調症患者を通常治療（薬物療法）群と、通常治療プラスリトス経由群に分けて退院後2年間追跡した再入院率調査では、通常治療群が1年時点で49・1％、2年時点で58・5％であったのに対し、リトス経由群は1年時点で11・7％、2年時点で33・3％でした。

リトス経由群は退院後も生活目標が継続してあり、外来通院も行えています。デイケアでの就労プログラムに参加し、就労につながっているケースも増えています。この取り組みからいえるのは、入院中から「社会参加」を大きなテーマとして生活目標をもち、それを叶えていくための知識や実践を通したアプローチの大切さなのですが、１９７４年のHogarty氏の研究データと比較すると、12カ月時点ではリトスグループのほうが再入院率（再発率と同じとする）は低いが24カ月後はほぼ同等になっています。驚くのは50年前のデータとの比較であることです。１９９１年の研究データをみると、退院後12カ月時点で薬物療法＋家族介入＋ＳＳＴの群は再発率０％と非常に良好な経過をたどっています。薬物＋家族介入と薬物＋ＳＳＴの群とリトスグループとの比較は同等です。これは30年前のデータとの比較です。

Hogarty氏の研究データは、退院後の患者・家族に対する継続的な治療アプローチが行われているものですので、リトスグループとのアプローチ時点において大きな違いがあります。つまりは、入院時と退院後のリハビリテーションプログラムを強化することができれば、一段と再入院率（再発率）を抑えることが期待できると思います。そうなると、医療費の削減はもとより就労する精神障害者も増えるはずです。この取り組みは精神科病院だけができるものではなく、地域社会を巻き込んだコラボレーションによる地域包括的なシステムづくりが急がれます。まずは多くの精神科病院でも、このような取り組みをする必要性があると考えています。

ＩＰＳ（Individual Placement and Support）志向型就労支援システムの構築

厚生労働省の「令和５年　障害者雇用状況の集計結果」によると、民間企業に雇用されている障害者の数は64万２１７８人（前年比４・６％増）で、過去最高を記録しました。

障害者の実雇用率は2・33％、法定雇用率達成企業の割合は50・1％となっています。

政府は精神障害者の就労を促すため、就労移行支援事業や就労継続支援事業などを進める一方、障害者雇用促進法や障害者差別解消法などの法整備に力を入れています。

こうした取り組みによって精神障害者の就労率は近年少しずつ上昇しているものの、依然として低い水準にあり、非障害者の就労率に比べるとまだまだ大きな隔たりがあります。

精神障害者の就労率の低さは、病状の不安定さや就労意欲など、障害者本人に属する理由と偏見や差別、企業側の理解不足といった要因がもたらしています。就労支援事業のマンパワー不足や医療と福祉の連携不足、地域格差など、精神障害者の就労を支援する体制が十分でないことも政府の計画が思うように進まない理由になっています。

精神障害者の就労促進は個人の自立と社会参加を通じて、社会全体の活力を向上させる効果もあることから、国として支援体制を拡充したり、企業の理解を深めたりする一方、医療機関、福祉事務所、ハローワークなど関係機関との連携を強化する必要があります。

精神疾患のある患者に有効とされる取り組みに「ＩＰＳ志向型就労支援システム」がある

ります。

これは1980年代にアメリカの二人の心理学者が開発した科学的根拠に基づくプログラムで、日本でも2000年代以降に導入が始まっています。

精神科病院が扱う疾患のうち、統合失調症は10~20代に発症するケースが最も多く、30代がそれに続きます。つまり、健常者であれば誰もが通過するであろうライフイベント・ステージを経験することなく、半ばで離脱している患者が少なくありません。ですから、再び社会に適合していく過程（リハビリテーション）と、これから新たに適合していくための過程（ハビリテーション）が必要になるわけです。

精神科病院が患者の就労支援に関わる場合、IPSが導入される以前は「訓練してから働く」のが一般的でした。これに対し、IPSは「働きながら訓練する」という考え方です。

自動車教習に例えると、運転の仕方を学ぶのに、交通ルールを書いたテキストを読んで覚え込むだけではなかなか身につきません。しかし、座学と並行して教習所内で発進・停止を繰り返したり実際に公道を走ったりすれば効率的に運転が上達します。

IPSが目指す「働きながら訓練する」もそれに似ています。IPSは旧来の就労支援に比べて就職にこぎつける可能性が高く、就職後の雇用が長期的に定着し収入も増えると報告されています。

このシステムを利用して就労した患者は再発による入院が減るので医療費を削減することができます。社会保障費を抑える観点からも有効な取り組みと考えられます。

こうした評価がある一方、現在はＩＰＳに対する明確な公的財源や制度はありません。いわば、これからの仕組みですから、そうした点が整備されれば導入効果はさらに高まるとみています。

私たちの病院ではＩＰＳを２０２２年から取り入れています。その導入効果を数字で示すと、従来の支援方法で就労希望者19人中４人だった就労者数が21人中14人と増えています。

就労に至るまでの訓練期間も平均１００日から平均56日へと大幅に短縮されています。このプログラムを通して患者のモチベーションを高めたり維持したりする効果が大きいと考えています。

私の病院で実際に行っている取り組みは、本来のＩＰＳが掲げる仕組みとは必ずしも一致していません。そこを区別するために、私たちの病院では「志向型」を入れて「ＩＰＳ志向型就労支援システム」と呼んでいます。

患者を継続的に支援するため、私たちはＩＰＳが目指す８つの柱のうち「好みを尊重」「専門家でチームをつくる」「迅速な仕事探し」「体系的な職場開拓」「継続的な個別就労支援」の５つをベースとし、地域の他機関と協働しながら、できる範囲で進めています。他項目は「対象者を限定しない」「一般就労を目指す」「保障計画をする」の３つです。

実際の活動では、就労に必要な患者の希望や意向に沿って支援機関と協働して進めます。それを踏まえて患者が働きたい場所を決め、必要なスキルや実践的な訓練に結びつけます。このプログラムで重要なのは、フィードバックで訓練した内容を学習、強化することです。

これまでの取り組みを踏まえて「こうしたらよいのではないか」と感じたことがあります。

今考えているのは、精神障害者に対する理解をもっている企業のいくつかで患者が短期間、試しで働いてみるという仕組みです。例えば、ある患者がまず花屋に勤めます。次に飲食店で働き、その後モノづくりに関わる会社で汗を流す体験をします。そういう経験を積むなかで、自分にはこの仕事が向いているということを患者自身が感じ、気に入ったところを選ぶという形があってもよいと思います。

健常者は勤め先を自分で選びます。ところが、精神疾患をもった患者はなかなか選ぶところまでたどり着けません。

ハローワークにもトライアル雇用という仕組みはあるのですが、障害者に対する求人は非常に少ないし、内容的にも限られた仕事しかありません。要するに「職業選択の自由」がないのです。

ですから私たちの病院では、自分が好きだと思う仕事を自由に選べるような環境を提供したいと考えています。このシステムを利用した患者が自分の適性を見つけられるような就労支援があれば、地域とのつながりもより緊密なものになるはずです。

オーケストラに加わる新人の研修報告書

この本は私一人で紡いだものではなく、私たちの病院を支える職員が力を合わせて織り上げた成果物です。将来に向けての大きな期待を込め、２０２４年春に入職した二人の新人（作業療法士および心理士）の研修報告書を掲載します。

二人はそれぞれ3月から4月にかけて2～3日間ずつ、リハビリ部、Ａ（急性期）病棟、Ｒ（リハビリ）病棟、訪問看護・医療連携室を回りました。

この報告書には流行のＡＩが生成した文章ではなく、業務の隅々にまで行き届いた観察やそれらに対する新鮮な反応などがつづられています。それはまさに人の手で書かれたもの以外の何物でもないと思います。

A病棟（急性期）

病棟は、床面積が広く、廊下は車いすの方が通っても十分な広さだ。患者の生けた花が各テーブルに飾られ、清潔で明るい印象である。患者中心のケア、コミュニケーションによる観察を大切にし、ホールにスタッフが不在になる時間帯はない。朝夕の申し送りでは、隔離や身体拘束を外すにはどうすべきか、不眠・暴力に至らないようにするにはどうすべきかを、看護師らが考え判断し、現場主体で行動し、支援の方向性を決めている点に驚いた。加えて、看護師の声のトーン、申し送りの内容や雰囲気、一部屋一部屋の温度や湿度を確認し、調整する姿勢等、A病棟のスタッフの丁寧さ、温かさを実感した。研修初日、理事長の診察を拝聴した。話題がそれる患者の話を制止する場面もあったが、その雰囲気が温かったことが印象的だった。また、診察がスムーズにいくように動く、○○主任と△△看護師の連携にも感動した。精神保健福祉士は診察室のそばにいて、必要な情報は適宜、医師に伝達し、その場でミニカンファレンスになっていたことも興味深かった。

R病棟（慢性期）

病棟デイルームでのＯＴ（作業療法）に参加した。そこでは、患者それぞれが違った作業種目を選択していながら、コップの準備や物品を片づけるなど他者のために役割を担っている患者もおられた。ＯＴ以外でも、病棟生活のなかで患者が役割を担っている場面を目にした。

特に長期入院により、役割がまったくない生活をイメージすると、生活のメリハリやモチベーションに影響があるだけでなく、認知機能の低下や廃用性を招く原因にもなると考える。しかも、この役割は、患者が「選択」し「主体的」に取り組んでいるものであった。

これらの役割行動を引き出すためには、患者との信頼関係を築くことはもちろん、役割をもつ意義や行動が促進されやすい環境を整えることが必要だと考えるため、たくさんの知識や技術を養っていきたい。

訪問看護・医療連携室

精神保健福祉士は、院内で唯一の福祉職で、退院前訪問指導を利用し、退院後、その方が安心して生活を送るために何が必要かを想定して支援していることが分かった。業務の一つである受診相談は、初めに相談を受けたスタッフが、関係機関から情報収集し、初診の診察予約、診察当日の問診の手伝い、診察陪席、その後の相談も担当する。同じスタッフが、初診前から継続して関わることは、本人だけでなく、家族にとっても安心材料となる。その他、グループホームの業務（利用者の相談、入院調整、請求業務、監査等の対応）や、数えきれない程の書類作成、A病棟の新患比率の把握等、業務は多岐にわたる。本来は、自分から発信できない患者にこそ、精神保健福祉士は丁寧な支援を行いたいと思っているが、少人数で対応しているため、手が回らないという。特に、R病棟に向かう時間がないとのこと。今後は、医療連携室のスタッフとして、まずは、R病棟の生活交流会に参加し、退院促進に向けて、多職種と協働し、働きかけていきたい。

リハビリテーション部

作業療法は……という話を丁寧に教えていただき、理事長が当院の作業療法をいち推しする理由に納得した。特に、コンサートやマルシェは、それ自体が治療的なだけでなく、文化活動を定期的に継続することが、患者が地域とつながるために重要だとよく分かった。日々の活動では、経験の浅い作業療法士も、患者と目標設定しやすいよう、面接で使用する評価シートを独自に作成している。患者の観察から情報収集するには技術を要するが、日々の部署内の申し送りや、カンファレンスシート作成時等、経験ある作業療法士から学びを受け、日々研鑽《けんさん》している。作業療法士としての専門性を高める仕組みづくりが部署全体に浸透している。

また、WRAPに参加したが、ファシリテーターの技術が高く、雰囲気の良いグループをつくっていた。メヌエット（精神科デイケア）もナセバーナ（認知症デイケア）も、スタッフの雰囲気が温かい。技術向上はさることながら、人柄も育てる仕組みづくりが部署全体にあるのだろうか。患者にとって価値あるものに重きを置く考えは、心理師と共通だ。しかし、作業療法士は、部署全体で、ベースとなる理論モデルを共有し、しっかりと評価し、取り組んでいる。リハビリテーション部の研修は、心理師としての専門性とは何か、考えさせられる研修となった。

7Csについて

Creativity・Challenge・Change・Collaboration・Critical thinking・Communicationを使いこなせるようになることで、当院のCulture形成になることを理解できた。

まず、患者や多職種とのコミュニケーションを積極的に行い、7Csに倣った主体的な姿勢で業務に取り組んでいきたい。

また、リハビリテーション部ではCatch・Customize・Cureが加わり、より個別性のある関わりを目指すような印象をもった。

一人ひとりの患者に寄り添った丁寧なケアを心がけ、何ごとにも挑戦できるような人材となりたい。

患者が私たちの病院に入院する経緯はさまざまです。患者によって、入院期間は異なりますが、少なくとも一定の期間、患者と医療スタッフは病院という社会で一種の共同体を形成します。

共同体（オーケストラ）をうまく運営していくためには円滑なコミュニケーションが欠かせません。患者同士、職員同士、患者と職員間など、相手の違いによらず、コミュニケーション育成のための工夫、それ自体が一種の潤滑油のような働きをします。

♪

第4章

芸術がもつエネルギーが
エントロピーの増大を抑制する
芸術療法で患者の心に
楽しい感情を芽生えさせ
症状を緩和する

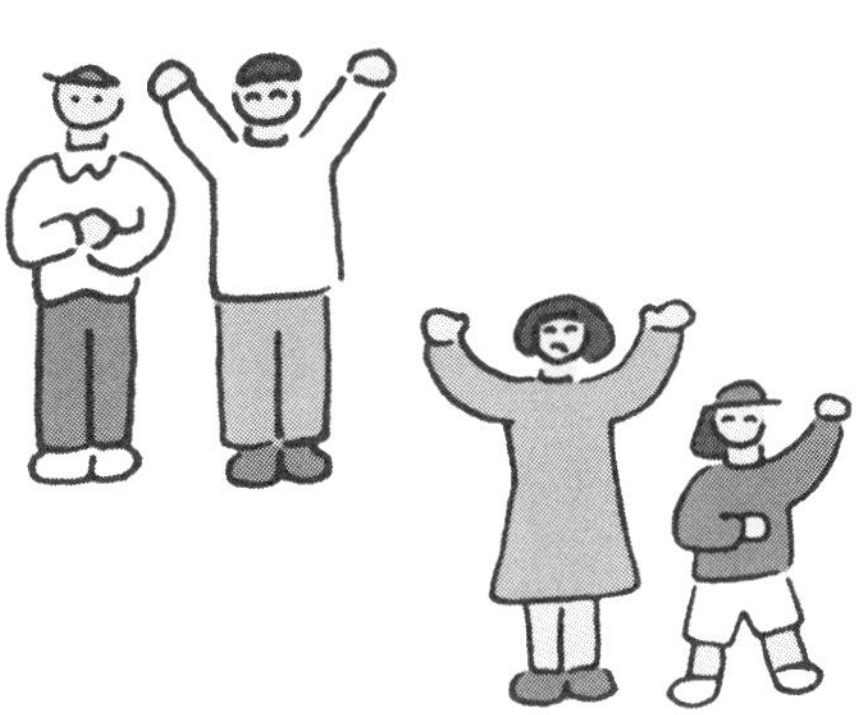

精神障害はエントロピーが増大した状態

「無秩序な状態の度合い」をエントロピーといいます。ドイツの理論物理学者、クラウジウスが１８６５年に熱力学の分野で導入した概念です。

「熱は高温の物体から低温の物体へと移動し、自然に低温の物体から高温の物体へ移動することはない」という熱力学の第二法則を発展させたものといわれています。この法則を分かりやすい例で説明すれば、熱湯に氷を入れるとその水はぬるま湯になりますが、ぬるま湯をそのままにしておいても再び熱湯に戻ることはない、ということです。

エントロピー増大の物理法則によると「すべての事物は放っておくとエントロピーが常に増え続け、乱雑となる。増えたエントロピーは外から故意に力を加えない限り減らすことはできない」そうです。

エントロピーは無秩序な状態ほど高く、整然として秩序の保たれている状態ほど低いと考えられています。ですから、整理整頓された部屋はエントロピーが低く、散らかった部屋はエントロピーが高い状態にあるといえます。

エントロピーが増大すると無秩序化が進むと同時に、エネルギーの質や量を低下させます。この視点で精神障害をとらえてみると、統合失調症やうつ病で思考が混乱し、社会生活に支障をきたしている患者は自閉的になりやすく、家の中も乱雑になりがちです。これはまさに精神のエントロピーが増大していることを示しています。

ある職員が、エントロピーの増大の法則を知った数日後、「床に落ちていた小さなゴミが目に留まり、普段なら見過ごしていたかもしれませんが、エントロピーのことが印象に残っていたのか、誰も拾わなかったらどんどん汚れていくだろうなと思ってすぐに捨てました」と話してくれました。

物理の法則は学問の世界だけでなく、人間にも組織にも応用できるはずです。こうして、エントロピー増大の法則は、さまざまな現象の説明に適用できるのです。

現在の精神科の治療は向精神薬を中心とする薬物療法が標準的な対応です。しかし、適切な多職種連携による治療を受けられないまま、薬だけに頼ってしまうと、患者によっては社会復帰に支障をきたすことがあります。本来の精神科治療は患者が普通に社会生活できる状態にまで戻ることを目指しています。ところが、長い入院生活を余儀なくされると、患者は生活能力を失っていきます。そのメカニズムもエントロピー増大を用いればうまく説明できます。

世の中の出来事は相互に影響し合いバランスを保とうとする傾向があります。体の健康も同じで、何もしないと精神的にも身体的にもその能力は低下します。どうしてそうなるのか、エントロピー増大の法則を用いればきちんと説明できます。精神科医としての経験から、この法則が多くの現象を説明するのに有用だと実感しています。そのため、私たちの病院では、この理論を全職員が共有する行動規範としています。

今日、このエントロピーの概念は物理学や熱力学の領域ばかりでなく、経済学や社会科学、情報理論など、幅広い分野で応用されています。私たちの病院では、多職種の医療スタッフが日々の臨床現場で問題意識をもち、組織の活性化のため、患者に起こり得るインシデント、アクシデントを未然に防ぐための対策として重視しています。

私たちの病院のようにエントロピーの考え方を現場の運営に取り入れているのは、診療科目を問わず、全国的にみても非常に珍しいと思います。

その考え方を院内で広く共有するために、私は各部署にエントロピー増大の法則に関するレポートを提出してもらいました。現場での意識づけをより深めるのが狙いです。エントロピー増大の法則は精神障害者の病状説明だけでなく、組織や人間関係の解明にも役立つと考えたからです。

ここでは、エントロピー増大の法則に基づく割れ窓理論や、応用として「７Ｃｓ」を活用すべきだと説いています。

割れ窓理論とは１９８２年、アメリカの犯罪学者ジョージ・ケリングが提唱したもので、ニューヨーク市での取り組みが実例として挙げられます。

１９８０年代のニューヨークは年間60万件の犯罪が発生し、全米ワーストワンの犯罪都市と呼ばれていました。

そんななか、ジュリアーニ市長は凶悪犯罪の取り締まり強化を唱える風潮とは逆に、下町の破れた窓の修復から始め、地下鉄の落書きを消し、軽犯罪を重視して取り締まる政策を発表し、継続的かつ徹底的に取り組みました。

一見、重大犯罪撲滅とはまったく関係のなさそうな方針ですが、その成果は市長就任の5年後に明らかとなります。例えば、殺人は67・5％減、強盗は54・2％減、婦女暴行は27・4％減といずれの凶悪犯罪の減少にもつながっていたのです。

これは軽犯罪をそのままにしておけば凶悪犯罪の温床になることを明らかにしました。小さな犯罪を徹底的に取り締まれば、大きな犯罪が減少することを証明したのです。

この実例からいえるのは、組織の小さいルールを見逃していると規範が緩くなり、大きなルールも破りやすくなる環境になってしまうということです。

「みんなが気にしていないから、これくらいならいいだろう」という心は放っておくとエスカレートし、人々のモラルが破壊されていきます。

小さな綻びを放置しておくと、集団の大きな綻びにつながる可能性を含んでいるのです。

7Cs《セブンシーズ》とは――私たちの病院の学習・行動の指針

「7Cs」は、2010年に提唱され「21世紀型スキル」として知られる「4Cs」に、独自の「3Cs」を足したものです。4Csは、Critical thinking（批判的思考力）、Creativity（創造性）、Collaboration（協働性）、Communication（コミュニケーション能力）の頭文字をつづったものです。

3Csは、Challenge（挑戦）、Change（変化）、Culture（文化）から成ります。

「21世紀型スキル」の原型は2002年、アメリカで21世紀にふさわしい教育を受け、将来グローバル経済社会において活

7Csの役割

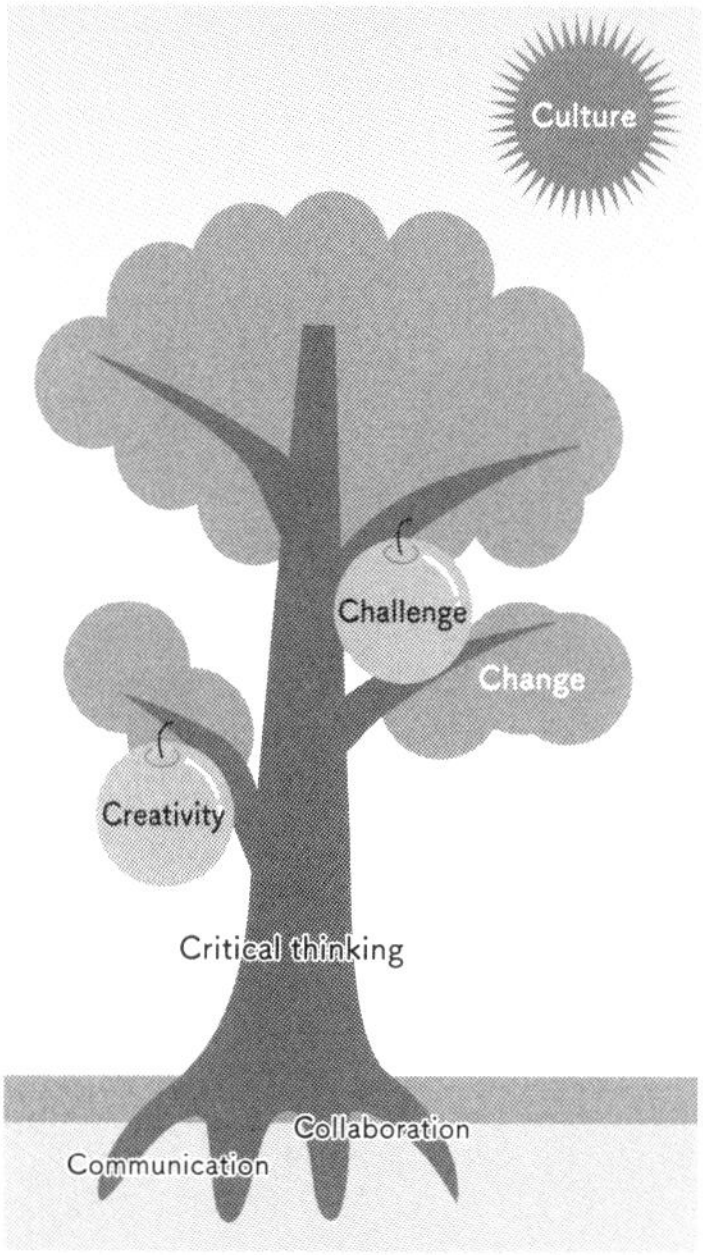

躍できる人材の育成を目的とする取り組みから始まりました。

マイクロソフト、シスコシステムズ、アップル、オラクル、インテルといった当代一流のＩＴ企業などが主導し、教育機関とともに非営利団体を立ち上げ、21世紀の職場で求められるスキルの体系的整理や既存の教育システムへの導入について検討が始まりました。

４Ｃｓに３Ｃｓを加えた「７Ｃｓ」は２０１９年に私たちの病院内ですべての職員に共有されました。７Ｃｓの目的は「最良の精神科医療」の提供です。

治療以外にも、組織内のささいな問題への対処には、７Ｃｓを常に意識して、問題に気づいたときに迅速に対応することが重要です。対応が遅れると、７Ｃｓの効果は減少し、大きなダメージを受けるだけでなく、修復不能な結果を招く恐れがあります。７Ｃｓは多職種間のコミュニケーション不足を解消し、互いの自由な発言や意見交換ができる組織づくりを進めるツールとして活用され、各部署の実情に応じた行動規範にもなっています。

７Ｃｓを活かしたカンファレンスと気づきの場

私たちが７Ｃｓを活かして行っている会議と気づきの場について、いくつか取り上げます。

●管理職のモーニング・ミーティング（昨日の実績報告、当日の予定確認）／毎朝
●ＯＴ活動の事前ミーティング（作業療法士と看護師）／毎日
●ＭＭ（杜のモーニング）ミーティング（患者とスタッフ）／毎朝
●経営会議／月１回朝、45分
●意見交換会（意見箱ではなく、入院患者から直接意見を聞く会＋看護師、管理栄養士）／月１回朝
●管理職ランチ・ミーティング（昼食付き）／月１回、１時間
●アンダー40＆ニュー・カマーズ（新人と40歳以下の職員の会、昼食付き）／月１回、１時間

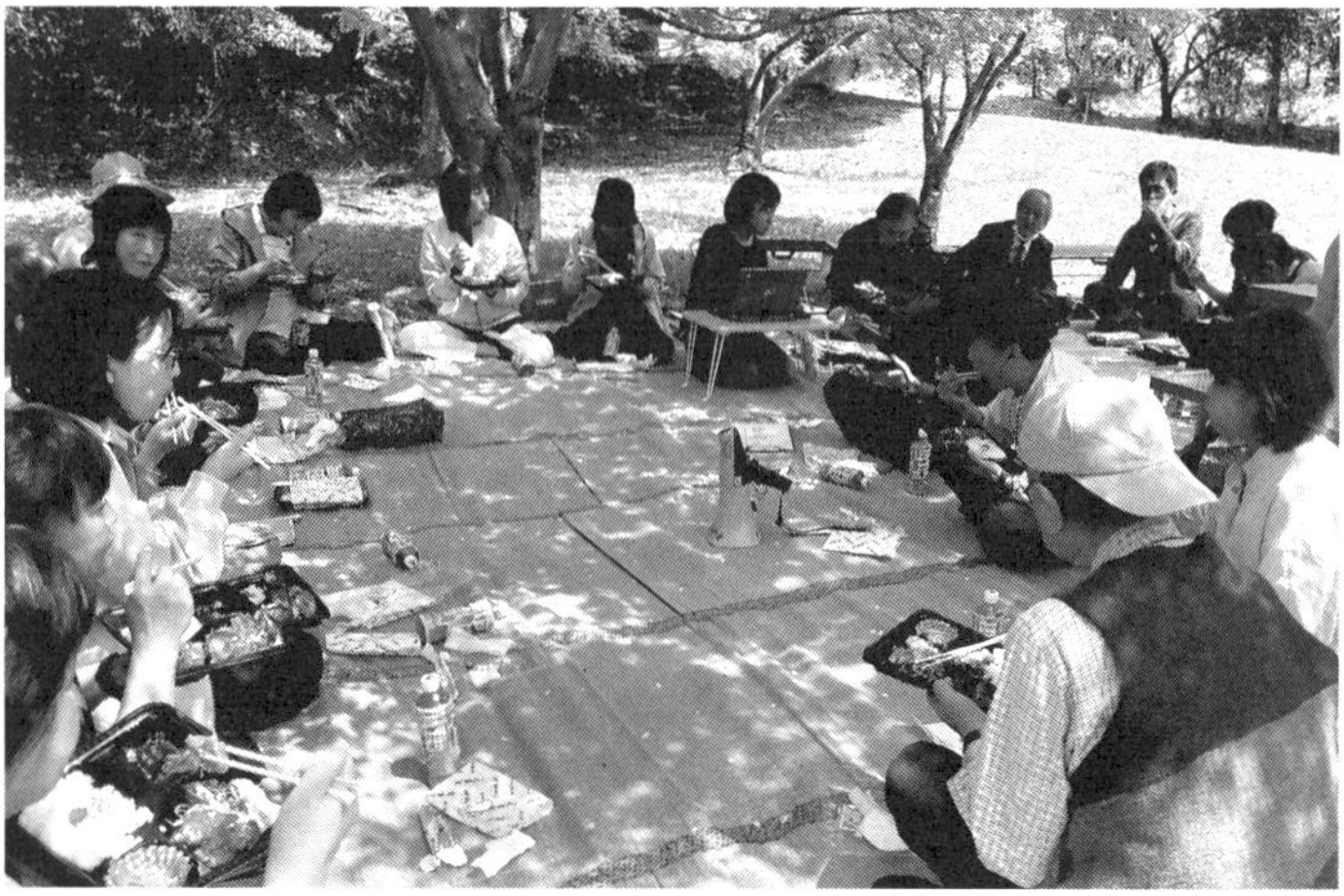

管理職ランチミーティング

●院内勉強会（職員対象）／週1回・午後、1時間
●病棟カンファレンス（新患紹介、中間、退院時）／毎週午後
●看護申し送り後の多職種による気づきの会／毎夕
●臨床管理職アフター・ミーティング／毎夕、30分
●生活交流会（慢性期病棟の長期入院患者とデイケア患者＋スタッフ）／月3回午後

このように、私たちの病院では、多種多様なカンファレンスを定期的に開催し、お

互いのコミュニケーションを欠かさないように工夫しています。これにより、多職種のスタッフが治療方針を統一し、患者の回復を効果的にサポートできるのです。ただ薬を処方するだけではなく、患者の全体的な状態を考慮した治療が必要なのです。こんなにたくさんのカンファレンスをして大変すぎると思われる方もいるかと思いますが、こうしてお互いの仕事内容の理解が進むと、自然に自分の役割も分かってきます。また、普段感じていることを言葉にすることによって、発表能力もついてくるのです。

心のエネルギーの宝庫である芸術がエントロピーを減らす

芸術には患者のエントロピー増大を低下させる力があるため、私たちの病院では精神科医療の一環として芸術療法を取り入れています。

「療法」と銘打っているものの、芸術療法の厳密な定義はありません。患者が再び社会生活に戻れるよう、多職種で協力した取り組みのなかで、さまざまな芸術に触れる機会を設け、治療に役立てています。

もちろん、私たちの病院で扱う精神疾患は病気ですから薬物療法が基盤にあります。しかし、それだけでは不十分です。芸術療法にはそれをカバーするようなエネルギーがあると私たちは考えています。

私たちは、あらゆる芸術作品には制作者が込めた多種多様なエネルギーが満ちていると考えています。芸術作品には制作者が注ぎ込む感情や受けた影響、蓄積された思考などの生き生きとした記録が刻まれています。

その芸術に触れること、つまり蓄えられたエネルギーを受け取ることで私たちの魂は揺さぶられます。芸術作品のもつエネルギーは増大したエントロピーを減少させ、心に秩序や調和をもたらします。

この点について、高知大学の故・向原　寛名誉教授は興味深い考察をしています。その一部を引用します。

「音の醸し出す環境は人間形成の場にふさわしく、人の心を和ませるものである。もちろん、音色が耳に伝わっている間は必ずしも心浮かれる思いばかりではない。時には厳しく、悲しく、恐ろしく、締め付けられる思いがあるだろう。そのように心を揺さぶりながら、平衡に達するといおうか、調和するといおうか、そうなることが心の和であると思う」

芸術はそれが存在するからといって、誰もがその意味や価値を受け取ることができ、心に調和をもたらすわけではありません。その力を引き出すためには、それなりの努力や工夫、時間などが必要です。作品と私たち自身を同調させることで、それを生み出したであろう波動のようなものを感じ、初めてそれに反応することができるのだと思います。

その結果、作品に接している人の中に制作者のエネルギーが伝わり、エントロピーが減少して雑念が整理されます。雑念が整理されると感情や思考の高まりを促し、創造的で新しいイメージを生む可能性を広げるのです。

音楽を例にとると、クラシックの大家と呼ばれる作曲家は小さいときから非常に厳しい訓練を受けています。楽器演奏はもちろん、譜読みや作曲法なども徹底的に仕込まれます。モーツァルトに至っては天性の才能に恵まれていたばかりでなく、幼少時から数学についても父レオポルドから厳しく教えられました。ともかくそのようにして、多くの著名な作曲家は親をはじめ、周りにいる影響力の強い大人たちから芸術のエネルギーをこれでもかといわんばかりに注ぎ込まれます。

それはまさにエントロピーを減少させるための教育であったと思います。

音楽に限らず、教育はすべて、いろいろな物事を整理して、秩序を良くするすべです。そのような教育を受けたなかでも非常に秀でた人が後世に名を残す音楽家になっていると考えられるのです。

交響曲をつくるためには、すべての楽器に対する知識をもち、おのおのの役割を熟知したうえで一つひとつの楽器の特性を引き出す楽譜を記さねばなりません。

一方、演奏する側には、楽譜を正確に読み解き、作曲者の意図した音を忠実に再現する力量が求められます。それは、作曲者が楽譜に封じ込めたエネルギーを演奏によって開放することです。演奏家は、音楽のもつ力、すなわちエントロピーを減少させるエネルギーを、自らの演奏で聴衆に伝えるのです。

演奏家は、作曲家という大魔法使いが紙の中の楽譜に閉じ込めたさまざまな思いや彼らにしか生み出せない物理的宝物以上のもの、そしてエネルギーを、楽器という特別な道具を用いて解き放つ「魔法使い」だともいえるのです。

私たちのように聴く側は、作曲家が込め、演奏家が開放したエネルギーを受け止める立場です。誰しもが経験するように、好ましい音楽を聴くとそれまでモヤモヤしていた気分がスッキリします。

そのとき、脳内で何が起きているかというと、感情的で乱雑になっていた状態がある種の感銘を受けることにより、整理されているのです。音楽を聴いたうつ病の患者の気分が落ち着くことがあるのは、心の中が整理された状況になるからです。つまり、エントロピーが減少したことによって良い状態が生まれるのです。

絵の世界に目を転じてみると、画家を目指す人はデッサンなどで、目の前の事物を平面に写し取る技法を訓練します。線の引き方や色の使い方など、長い時間をかけて重ねた修練がその画家独自の表現として実を結びます。

鑑賞する側はその絵から感銘を受けます。音楽にしろ、絵画にしろ、感銘を受けるという心の動きそのものがエントロピーの減少につながると思います。

ただし、芸術作品を鑑賞する人の気持ちは同じではありません。持って生まれた個性や生育歴や教育歴など、さまざまな要素が絡み合って作品と向き合います。ですから、モーツァルトの名曲を聴いてもまったくなんの感銘も受けない人はいます。しかし、非難されることではありません。受け取る側の資質も関係してくるからです。

私たちの病院の階段の踊り場にはカンディンスキーの『With and Against（共存と対峙）』やパウル・クレーの『Adventure-ship（冒険の船）』、ゴッホの『First steps（最初のステップ）』といった、海外の有名な画家の作品に親しめるような展示物のほか、松山市在住の絵本作家、木谷佳子さんの絵『Imagination』を壁一面に掲げています。この絵では、さまざまな動物や自然環境が起こす波紋を楽しみながらリラックスする人間の姿が描かれています。

通路の壁面にもたくさんの額を掛けています。玄関の先にある吹き抜けのギャラリー中央には、勝利の女神で有名な「サモトラケのニケ」の等身大の像が翼を広げています。患者が病院から飛び立っていけるようにとの願いからです。

院内の絵画や彫刻などから何を読み取るかは人それぞれです。興味をもつ、もたないはその人の個性によります。ですから、作品をどう受け止めるかの正解はありません。とはいえ、エネルギーに満ちた芸術作品が患者のエントロピーを減らしているのは事実です。芸術作品のもつエネルギーが患者のエントロピーを確実に減少させたと思われる例を紹介します。

私たちの病院は月に2回、「杜のホール」という多目的ホールで演奏会を開いています。演目は洋楽、邦楽、民族音楽などさまざまです。講演会を催すこともあります。

たまたまジャズの生演奏を演目にした会で、筋力は比較的あるのに歩くことができない身体表現性障害の患者が車いすで参加しました。彼女は、会場に詰めかけていた周りの何人かが音楽に乗って踊り出したのを見て、急に立ち上がって踊りはじめたのです。有名なアニメのワンシーンのような光景でした。

これをきっかけに、その患者は安定して歩けるまで回復し、「地域のグラウンドゴルフにまた参加したい」という目標に向かってリハビリを続けることができました。退院後は地域のグラウンドゴルフに参加することができるまでになりました。ジャズの生演奏が着火剤となった一例ですが、担当の作業療法士や看護師、精神保健福祉士たちがそれを見逃さず、生活目標の達成に向けてチームとして協働した結果でもあります。

この一件は、スタッフの学びにもなりました。患者を観察し、評価し、アプローチして、次につなげるという一連の流れをしっかりと体得できたからです。

私たちの病院の作業療法では個性も能力も異なる患者一人ひとりに対して、その患者なりの興味ややりがいなどを見つけ、育むことに力を入れています。患者の興味ややりがいを見抜いたうえで、芸術に関われるように後押しするのも作業療法士の大切な使命の一つであり、多職種もそれを理解することが重要だと考えています。

優れた芸術は、新たな芸術や文化の母となり、私たちを励ましてくれます。その力は、私たちが患者をサポートする努力をはるかに超える未来を与えてくれるのです。

私たちの病院で開くコンサートは、音楽に対する真摯な姿勢と、エネルギーのエッセンスをプロの音楽家から分けてもらえる機会でもあります。ですから、私も毎回、音楽家のみなさんとの一期一会の出会いを大切にしているのです。私はコンサートを音楽家からの一方通行ではなく、聴衆と双方向でエネルギー交換をするため、演奏後に出演者との質疑応答時間を設けています。これもコミュニケーションをとることの練習になります。

さらに、芸術家は社会と精神科病院との懸け橋にもなってくれています。優れた芸術家の発信力は高いので、私たちの病院で演奏した手応えや評価や反響などを拡散してくれることも多くあります。それが彼らのファンや仲間うちに伝わり、間接的に私たちの病院のことを知ってくれます。そういうルートで演奏家の方から私たちの病院に問い合わせがあり、次の出演交渉に進むこともあります。私たちの病院でコンサートをやりはじめた頃は出演者を探すのも一苦労でした。

病院前の庭を活用した「ニハビリ」

エントロピーの減少を促すのは音楽や絵画などの芸術作品ばかりではありません。音楽や絵画などに興味を示さない患者でも、院内の大きな生け花や庭の風景に興味を示すことがあります。

普段あまり積極的に話をしない統合失調症や認知症の患者も庭に出ると発語やリアクションを示すことがあります。そう考えると、戸外の草木や花なども大きなくくりの中では精神活動に響く芸術と呼べるかもしれません。

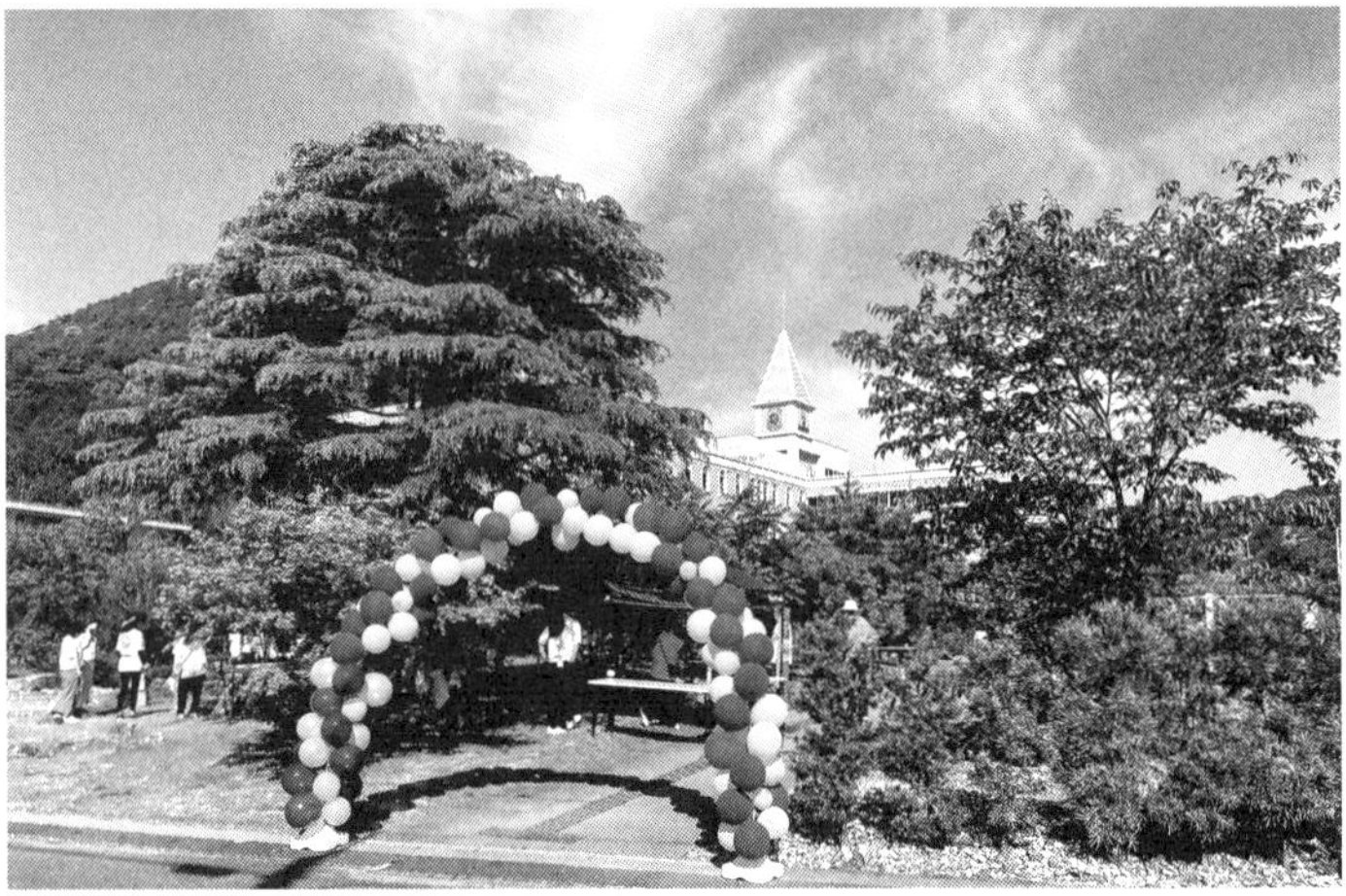

庭を使った「ニハビリ」

私たちの病院では1年を通じて四季の移ろいが楽しめるように、建物の前に広がる庭を患者ばかりでなく、地域の人たちにも開放しています。患者にとっては、治療に専念しながら心が癒やされ、楽しい感情が芽生えるように用意された舞台でもあります。

庭を整備するにあたっては、京都を中心に活躍する作庭家、古川三盛氏に設計を依頼しました。病院の建物の背後に控える山々を借景とした枯山水《かれさんすい》やさまざまな樹木、色とりどりの草花、果樹、野菜、芝生などから成る癒やしの空間を整えてもらいました。

樹木のうちでも春を彩る桜は開花時期の異なる複数の品種を選び、長期間にわたって楽しめるように配慮されています。

本格的な設計に入る前の構想段階では、スタッフも打ち合わせに加わりました。どこにでもある当たり前の庭にはしたくなかったからです。出来合いの木々を植えただけでは私たちの思いを正しく伝えることはできません。

庭の活用は、看護師、ケアワーカー、作業療法士が患者とともに行います。彼らはリハビリの一環として庭を利用し、一日も早く地域に戻すことを目指して患者に接しています。ですから、退院後を見据え、患者の実際の生活に沿えるような工夫をしてもらいました。

その考えの具現化として、通路の一部に砂利を敷き詰めました。フラットな道ばかりでなく、勾配のあるエリアを設けました。休憩スペースには30センチ高と40センチ高の石造りの長い腰かけを用意しました。

というのは、日本製の椅子の座面高は通常40センチです。30センチ高になると立ち上がりには少し努力が必要になります。つまり、庭を散策しながら精神活動と身体的なリハビ

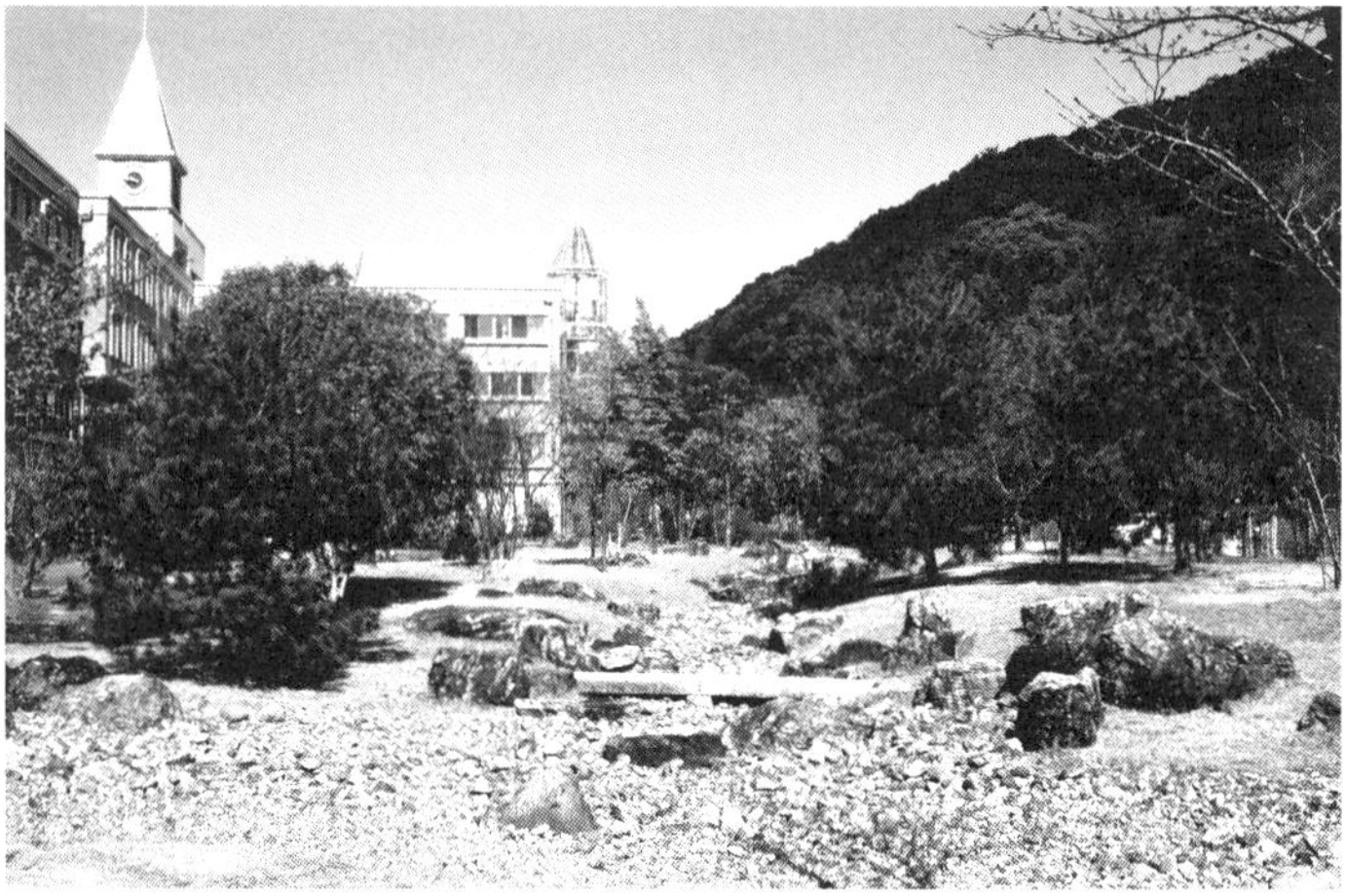

散歩しながらリハビリできる仕掛けが随所に設けられている

りが同時に行えるような仕掛けが随所に施されています。

スタッフの意見を取り入れる一方、古川氏自身の庭造りに対する思い入れもそここに表れています。植える樹木や草花はできるだけ地元のものを優先的に採用しています。周りの環境に無理なく調和させたほうがよいという考えです。

水遊びにも使える昔ながらの手押しポンプや由緒ある石灯籠の設置など、そこにいるだけで思わず時の経つのを忘れさせるような枯山水周りの意匠や演出にも練達の作庭家の思いが見てとれます。

庭の全景は、不安定な状態の患者が利用する保護室の大きな窓からも眺められます。その光景は患者の不安を鎮め、穏やかな気持ちになるように導くための、なんらかの作用をしているはずです。

庭の一角には小さな畑もあります。入院患者ばかりでなく、デイケアで来院する患者などと一緒に種をまいたり、苗を植えたりして作物を育て、収穫するといった一種の作業療法として活用します。収穫したものは食材として食卓を彩ります。

このような散歩や畑仕事などの場でもある庭を活用した活動を「ニハ（庭）ビリ」と呼んでいます。その心は「癒やしの環境と、楽しんで活動することができる庭におけるリハビリ」です。この取り組みは地元民放のローカル番組や雑誌でも取り上げられるほど話題になりました。

私たちの病院に入院している患者の多くはさまざまな理由で現実に向き合えなかったり、気持ちに余裕をもつことができなくなったりしています。

一人では何もできないし、広がりも生まれません。しかし、庭の農園で育てている野菜の収穫をことのほか楽しいと感じた患者が「明日も収穫したい」と思えば、未来への楽しみが増えます。楽しい経験を人にも分けてあげるためにほかの人を誘おうと考えれば、他者に対する気遣いの心が育ちます。

収穫した野菜にもう一品あればあんな料理ができる、と考えれば新たなメニューを考えようとします。一つひとつは小さな驚きや気づきでも、これまで一人ではもてなかった楽しみを得ることで心に余裕が生まれます。

心が癒やされ、楽しんで活動することが自ずとできているのです。これこそがニハビリの効果です。ヒトから背中を押されることも大切ですが、自分の意思で庭に出て、散歩をしたり作物を育てたり、収穫したりする作業に携わることも患者の心に余裕をもたらします。

患者自身は気づいていないかもしれませんが、庭を舞台としたさまざまな作業を通じて情緒が安定し、未来につながる意欲が生まれるのです。

人は、コンクリートだらけの建物が林立する空間よりも自然のほうに安らぎを感じるものです。初めて訪れる場所であっても、森の奥深く、木漏れ日のさす緑の空間は、えも言われぬ癒やしに満ちています。

せせらぎの音、鳥のさえずり、木立を抜ける澄んだ風、鼻腔を抜ける木々の香り。五感を刺激するそれらに囲まれてもまったく違和感を覚えないのは、人がかつて自然のなかの一員として過ごしてきたことの名残なのかもしれません。

かつて人間もその一部であった大自然と比べることはもちろんできませんが、少なくとも私たちの病院の患者にとっては心を癒やし、楽しめる環境にしたいと考えて、私たちは庭の手入れや庭を舞台にした催しに力を入れています。

私たちの病院の敷地とそこに接する道路との間には両者を隔てる壁や柵は何もありません。それは地域に対する私たちの関わり方を、壁や柵を取り払うという具体的な形で表したものです。

四季折々の花の時期には、近所の人が散歩がてら庭を行き来する光景に出会います。桜の頃、新緑の頃、紅葉の頃など、庭はいつでも地域の人たちを招き入れる準備を整えています。イルミネーションをともす冬の一時期には多くの人が楽しみに足を運んでくれます。クリスマス前後には高校生の格好のデートコースにもなっているようです。

杜のマルシェ

庭を使った地域に向けた文化活動の一つにマルシェがあります。作業療法士が中心となって2022年秋に立ち上げました。これまで半年おきに計4回催しています。参加者は私たちの病院の入院患者、外来・デイケア利用者とそれらの家族、地域の人たちで、初回約650人、2回目約800人、3回目約850人、4回目1200人と、回を追うごとに着実に増え、私たちの病院との交流に貢献しています。

開催を通じて地元の飲食・雑貨店、小中高生や教員、地域の人たちの協力を得ることができました。マルシェの開催は患者の受け皿として、地域のつながりを強化し、参加した患者が社会的な関心を高め、地域の人たちは精神科病院やそこで治療を受ける患者に対する偏った見方を減らすことに貢献しています。

実際にマルシェに参加した人に行ったアンケートの感想を紹介します。

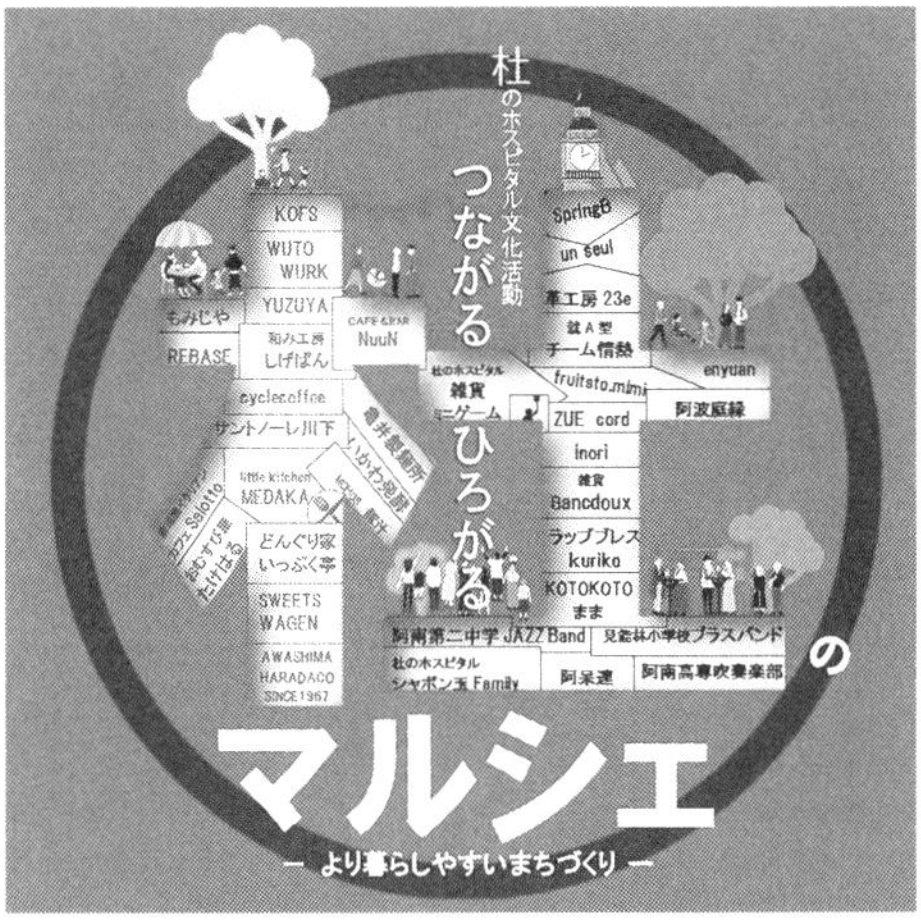

地域住民との交流を促す場にもなっているマルシェの広告

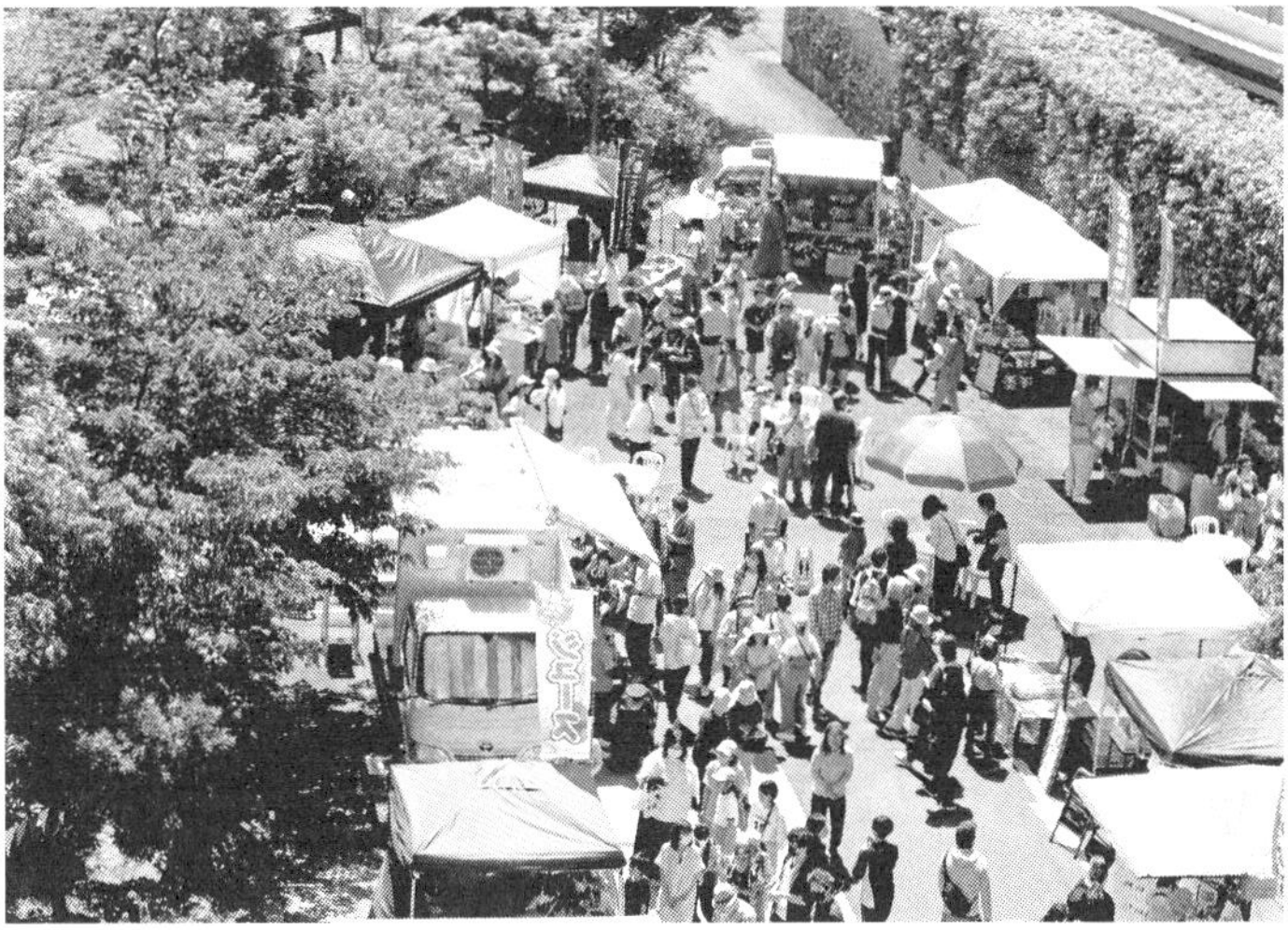

「杜のマルシェ」賑わいの様子

- 地域の人々、小学生、高校生、杜のホスピタルの患者さんとの交流の場となりまた、イベントがあることで楽しく関わることができた。
- ライブ演奏、露店など雰囲気がよかった。このアンケートで“精神病”という従来のイメージを変えたいという思いが伝わります。

ボランティアのみなさんの回答

- たくさんのお客さんが参加されていたり、患者様が一緒に楽しまれていたりさまざまな方が楽しまれているのを拝見でき、感動した。
- 普段あまり関わることのない地域の方や、患者さんと関わらせていただき、新しい経験ができたからです。
- 患者様や地域の方々とたくさん触れ合うことができた。
- 場の雰囲気も明るく、様々な出し物を見ることができて楽しかった。
- 病棟の見学と解説という貴重な体験をさせていただいた。また、お客様に対応した際、ありがとうと感謝の言葉をいただき、とてもうれしかった。
- 杜のホスピタルで阿南のさまざまなお店や金管バンドの演奏が行われていてボランティアで参加しましたがとても楽しませていただきました！　特に印象に残ったのが杜のホスピタルスタッフのシャボン玉familyのみなさんです！　音楽に合わせて幻想的なシャボン玉のショーを見てとても素晴らしいと思いました！　また是非機会があれば参加したいです！
- 精神科病棟は自分が思っているよりも明るい開放的な場所で、イメージを変えることができたから。また、たくさんの人と関わることができて充実したから。
- ボランティアも楽しむことができ、精神科病院について知ることができたから。
- 初めてのマルシェで少し緊張していましたが、思っていた以上に人も多く賑やかでとても楽しかったです。自分が考えていた暗い精神科のイメージとはまったく違いとても明るかったです。一般の人でも気軽に参加することができて精神科のイメージを広げていくのにとても良いイベントだと思いました。

杜のマルシェに参加した地域住民のアンケート回答

地域住民（一般客・出店者）のみなさんの回答

- 2回目の出店でしたが、お声をかけていただき二つ返事でお返事をしてしまうほど楽しみにしていたマルシェでした。
- 杜のマルシェの雰囲気が大好きです。スタッフのみなさんが素敵なマルシェにしたいというお気持ちが会場中にあふれていて、私たちもそのお気持ちに触れて温かい気持ちでマルシェに参加することができました。
- お疲れ様でした。本当に気遣いの行き届いた対応で朝から感動しっぱなしでした。初めての出店でしたが、困ることなく終えることができたのもスタッフのみなさんのおかげだと感じております。また、夕暮れマーケットとは違う新しい出店者さんたちと出会うことができ本当に楽しいイベントでした。次回も是非参加したいと思っております！
- 杜のホスピタルのスタッフさんには1回目からお声をかけていただいて、思いに賛同できるなと思い参加させていただいてるのですが、スタッフさんの、出店者さんを大切にしてくださるところ、その日に会える喜び、思いは、回数を重ねるごとに大きくなっている気がします。お客様も、こちらのマルシェに参加させていただいてから、公民館でワークショップをしませんかとお声をかけていただき、実際にワークショップを春にさせていただいたのですが今回は、その参加してくださった方も会いに来てくださり本当にうれしかったです。私自身の可能性も広がりました。感謝でいっぱいです。
- 患者様も楽しんでお買い物をされていて、一般のお客様もお子様も楽しめるスタンプラリーや、ブラスバンドの演奏、シャボン玉ショー、阿波踊りなど盛りたくさんな内容で会場全体が温かい和やかな雰囲気でした。お客様もたくさん来られていて、賑わいもすごかったです。ブースの配置も余裕をもってしてくださっていたので、準備も撤収もしやすかったです。本当にありがとうございました。
- ステージのほかにも子どもが楽しめる周遊イベントもあり、お客様が終始とても楽しそうにされていたことはもちろんですが、スタッフの方もすごく楽しそうにされていたのが印象的でした。携わる方の多くが楽しくされていると空気感がとても良く、出店していても気持ちの良い時間を過ごせるのでとても満足なマルシェでした。

杜のマルシェの参加を機に初めて精神科病院に訪れた来場者のイメージの変化

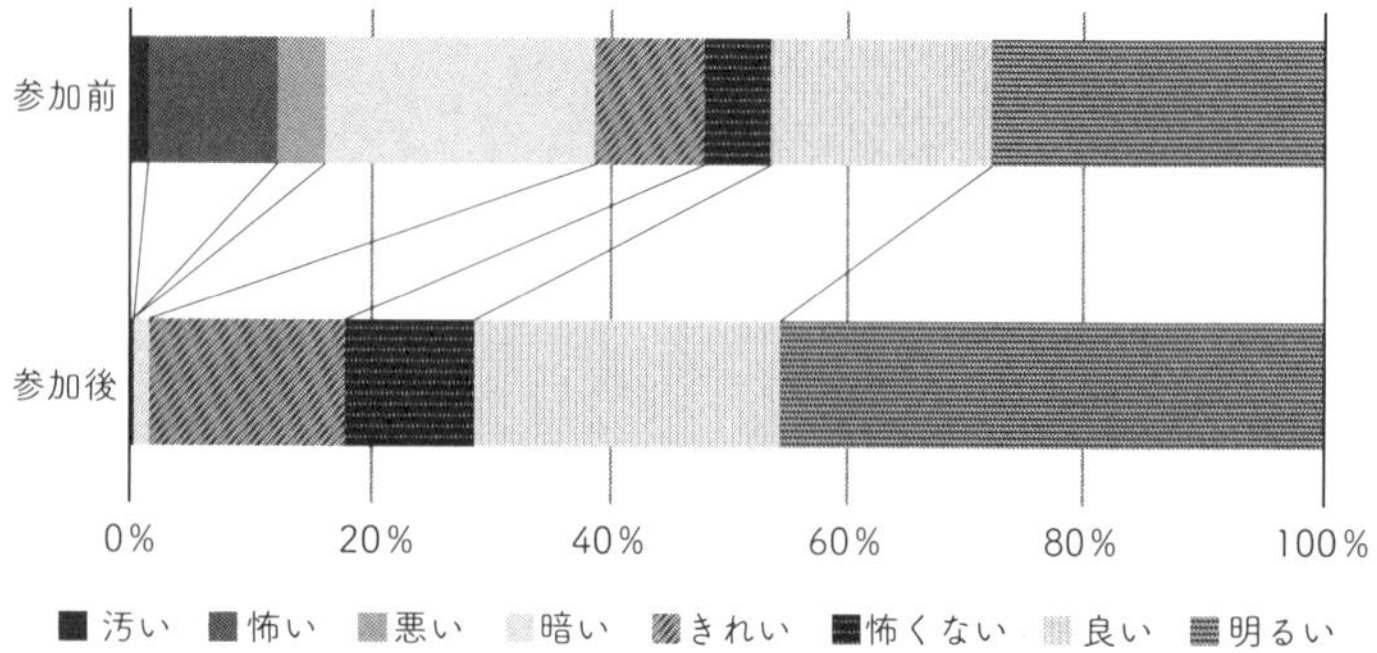

「PPSTニューズレター　第21号」より著者作成

精神科病院のイベントのアンケートに答えてもらえるのは本当に貴重なものなのですべてを書きたいところですが、一部を抜粋して記載します。

来場者に聞いた「市民の精神科病院のイメージ」は会場に受付を設け、参加前に「明るい・暗い・良い・悪い・怖くない・怖い・きれい・汚い」の複数回答可で実施し、参加後と比較しました。各調査項目の回答が多い順に「参加前」は、明るい36％・暗い29％・良い24％・怖い13％・きれい12％でした。

これに対して参加後は、明るい64％・良い36％・きれい23％・怖くない15％・暗い2％となりました。

スティグマの高値群と低値群の割合比較

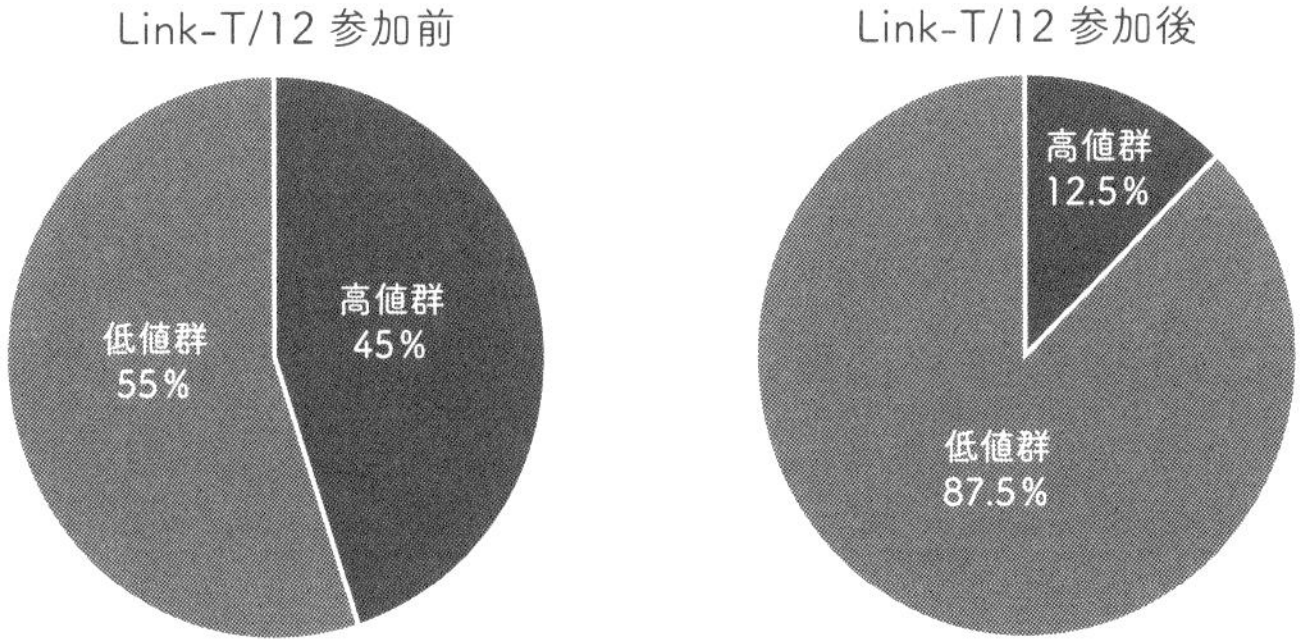

「出店者の偏見」は精神疾患に対する社会的距離を測定するLinkスティグマ尺度を用いました。

12項目４件法で測定し、合計点を12で割ったLink-T/12得点が高いほどスティグマの高さを示します。高値群、低値群に分け、参加前後を比較すると、参加前は高値群45％、低値群55％に対し、参加後は高値群12・５％、低値群87・５％となりました。

実際に２０２４年５月に行ったマルシェにおいて、一般参加者へのアンケート結果からキーワードを抽出したものをワードクラウド式で掲載します。ポジティブなイメージが一目で分かると思います。

杜のマルシェ参加者のアンケートに書かれたキーワード

一般アンケートから

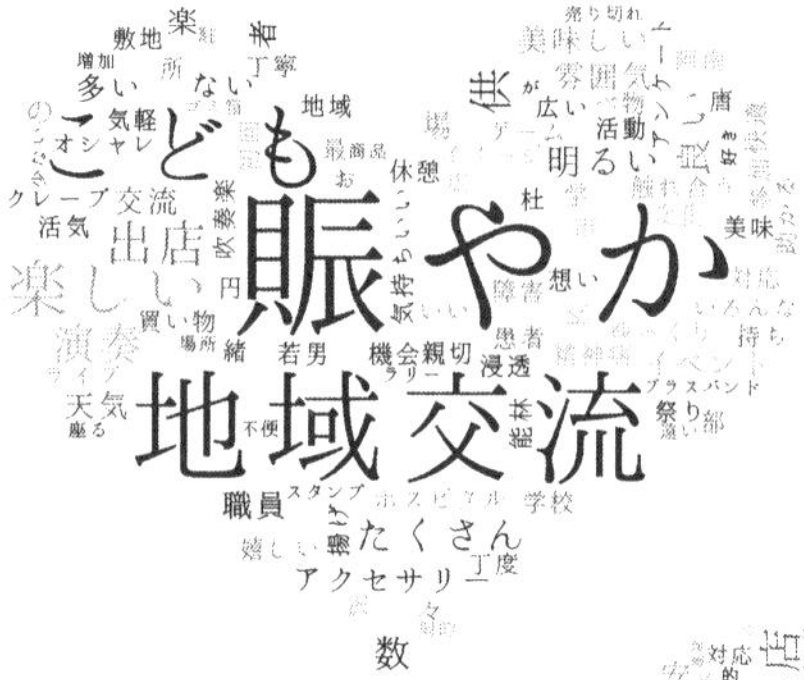

出店者アンケートから

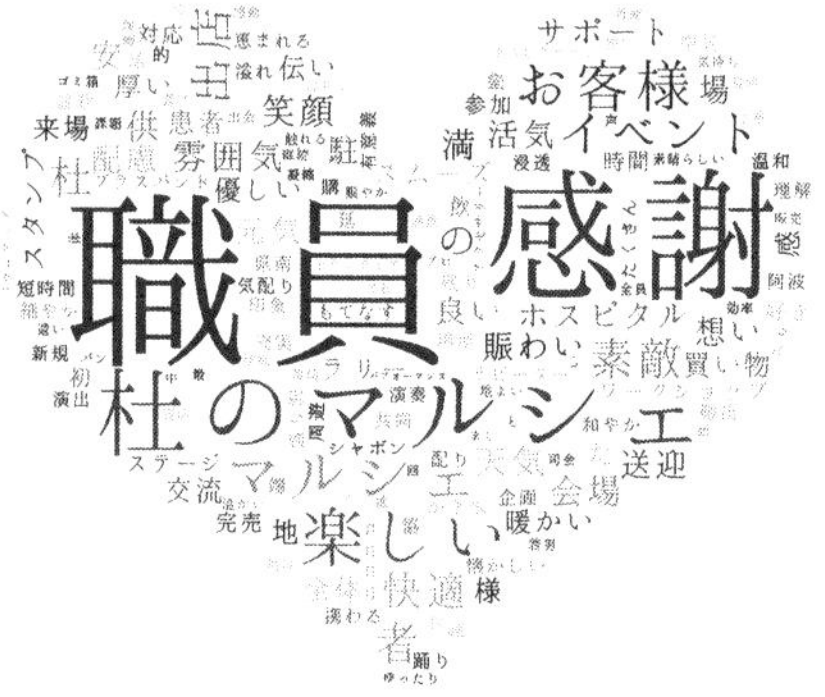

ボランティアアンケートから

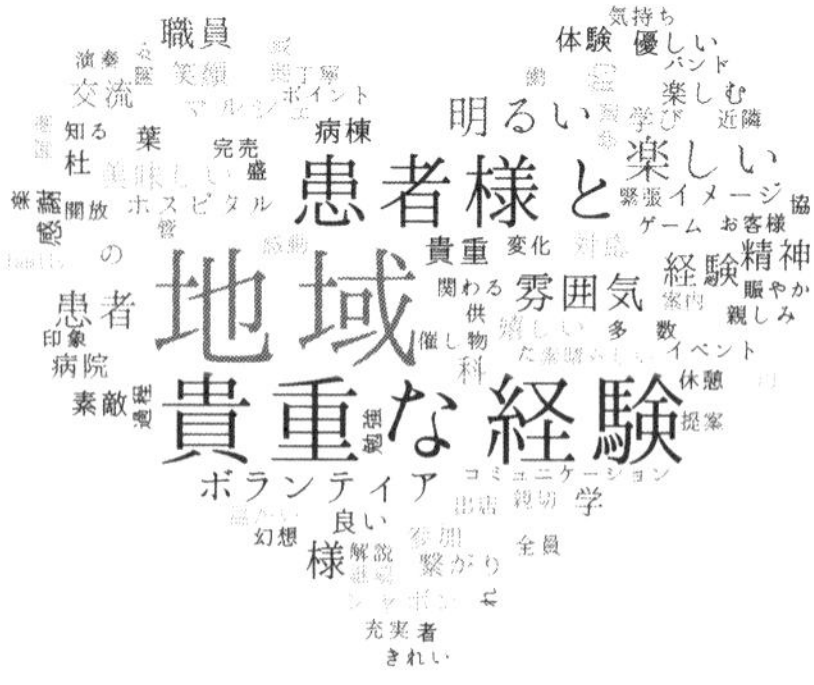

このように、病院での大規模なイベントの開催は私たちの病院や患者に対する地域の人たちの偏見や負のイメージを低減することに役立っています。地域の人たちを巻き込んだマルシェの開催は治療的意義だけでなく、精神疾患をもつ患者の社会参加を阻む偏見を正す社会的意義があると考えています。

患者・スタッフと一般市民が参加するコンサート

地域を巻き込む大きなイベントとして親しまれているのが「杜のホール」で催すコンサートです。私が赴任する前の病院時代にも開いていたのですが、私が赴任してからは地域にも積極的に門戸を広げるようにしました。患者だけを対象とする閉ざされた行事では私たちが目指している地域との共生を進めることができないと考え、病院外の人も楽しめるように開放したのです。

こうした文化活動を本格化する前のアンケートでは精神科病院や精神疾患に対するネガティブな見方が7割を占めていました。しかし、現在は7割が肯定的な考えをもつように

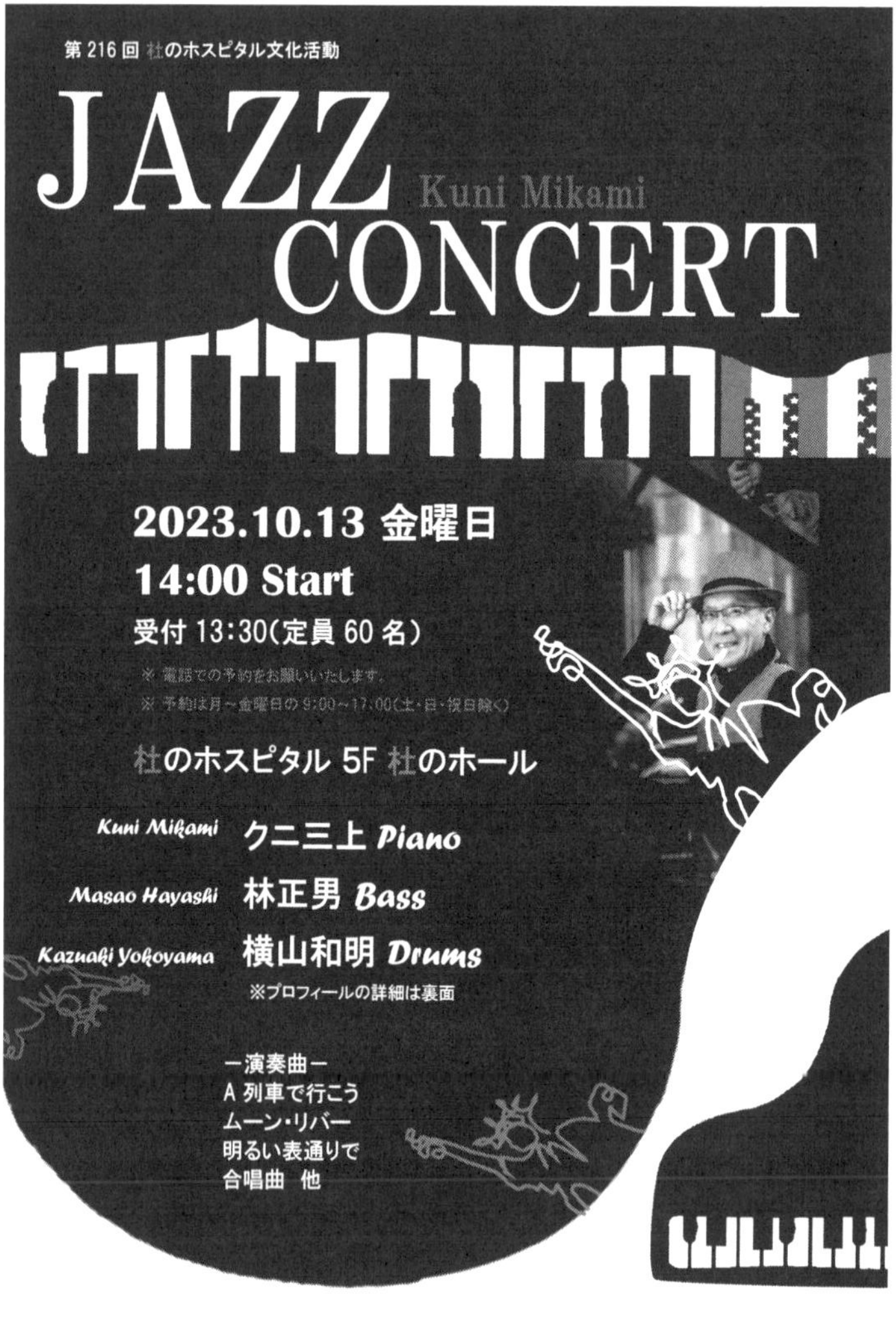
第 216 回 杜のホスピタル文化活動
JAZZ
Kuni Mikami
CONCERT
2023.10.13 金曜日
14:00 Start
受付 13:30(定員 60 名)
※ 電話での予約をお願いいたします。
※ 予約は月～金曜日の 9:00～17:00(土・日・祝日除く)
杜のホスピタル 5F 杜のホール
Kuni Mikami クニ三上 Piano
Masao Hayashi 林正男 Bass
Kazuaki Yokoyama 横山和明 Drums
※プロフィールの詳細は裏面
ー演奏曲ー
A 列車で行こう
ムーン・リバー
明るい表通りで
合唱曲　他

コンサートチラシ

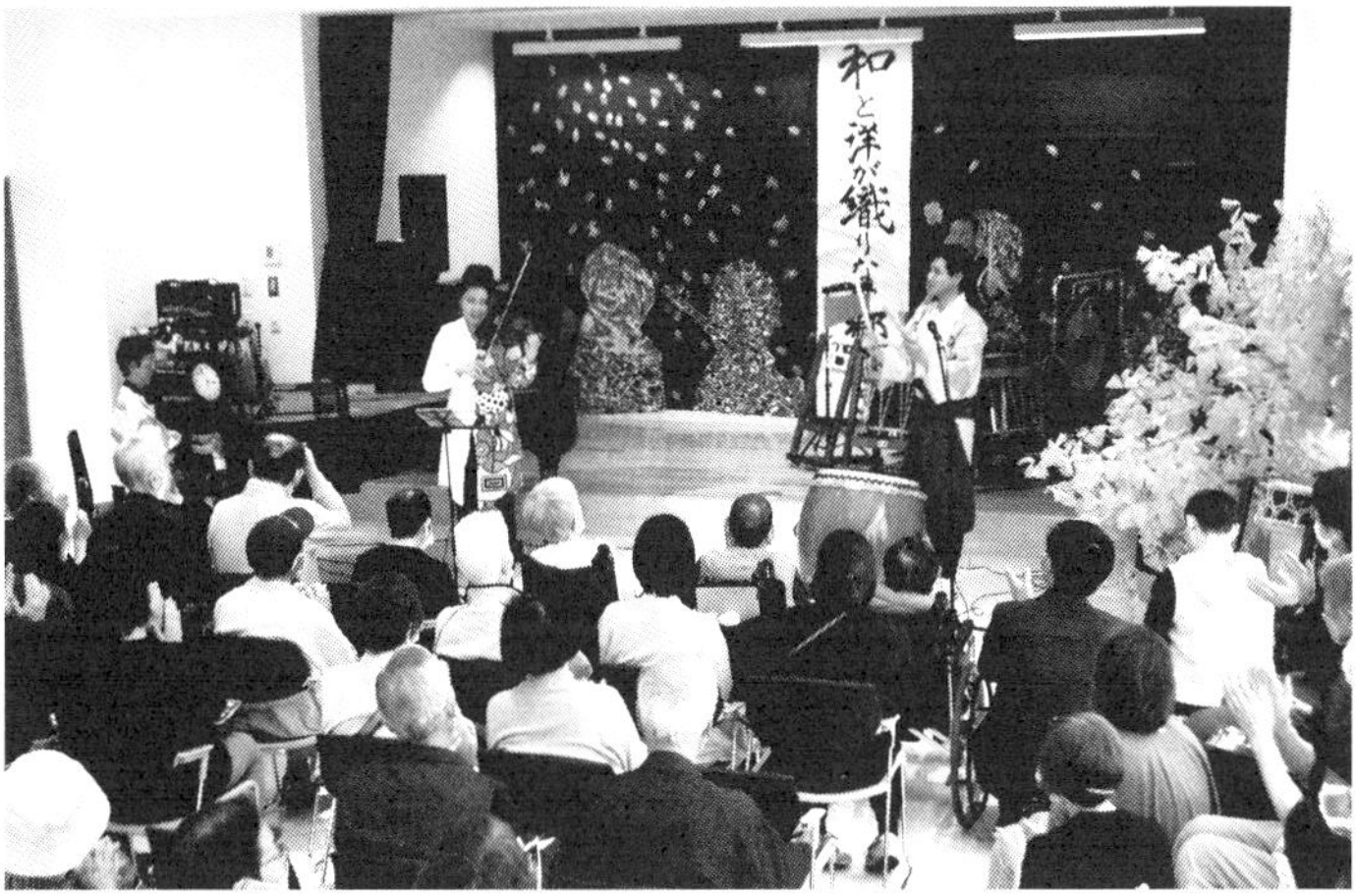

ステージの背景や飾りつけは毎回、患者と一緒に手づくりする

変わっています。

私たちの開くコンサートは病院側からのお仕着せではなく、患者が積極的に参加することに重きを置いています。患者はひとたび入院すると一般の人たちと交流する機会が乏しくなるため、同じ客席で肩を寄せ合い共感や感動を共有する経験は、非常に貴重なものです。ここからは、ある日のコンサート「和と洋が織りなす響き」に参加した患者と一般客の感想を載せています。精神科病院を開放し一般公開することがいかに大切なことか、考える貴重な資料となるはずです。

このように、毎回終了後には、感想やアン

参加した患者と地域住民からのアンケート結果

- 音の存在感、立体感がすごかった。いつもに増して杜のホスピタルに感謝。演奏者に大感謝。
- ピアノとヴァイオリン、和楽器のコラボを初めて聞いた。来られて非常にうれしかった。きれいでおしゃれな病院ですね。
- とてもきれいな場所で、気持ちが良いです。亡くなったおばあちゃんを思い出し、一緒に聞きたいと思いました。
- お腹に響いてきました。心にも響いてきてつながった感じがします。
- 魂の演奏素晴らしい。体力も鍛えていることでしょう。
- 胸の奥まで響いてきた。伸びやかな篠笛の音色、軽やかなリズムで始めてきましたがとても良かったです。
- 毎回舞台背景も素晴らしい。患者さんの作品にも感激します。大迫力で満足。
- 最初から最後まで、なぜか涙が止まらなかった。身体の中がビリビリして全身で楽しませてもらった。ありがとうございます。
- 自然豊かなところでウキウキします。建物も素晴らしい。
- 楽しいひと時をありがとう。初めてのコンサートで大変良かった。
- 何十回もコンサートをやっているのに初めて見に来ました。今後も来たい。
- 心打たれました。このような機会をもっとつくってください。
- 身体が自然と動いた。体の中からストレスがすっと飛んでいくほどの迫力。
- 太鼓の方の表情が般若のようで魂がこちらにも乗り移ってくるようで感動した。篠笛も哀愁があり引き込まれた。
- 杜のホスピタルのイベントに感動し感謝します。
- いつもと違った服で来ました。気持ちが乗りました。太鼓の音は大きい。
- お話も笑いを取っていて面白かった。
- 全員で盛り上がった。

ケートをとっています。初めの頃のコンサートは病院側のイメージ払拭という狙いが色濃く出ていて、一般客もそれを一方的に受け入れるという雰囲気でした。

しかし、それがいつの間にか「地域に欠かせない文化活動として、ずっと続けてほしい」「私たちの生活の一部」「これを楽しみに毎日元気に生きています」といった声が寄せられるようになりました。

もともと、患者の健康を促進する目的で始めたのですが、最近は地域の人たちの健康促進という役割を担うようになってきたのです。

こういった文化活動も通算２３０回を超える歴史を重ねています。特筆すべきは、新型コロナウイルス禍でも休まず続けたことです。外部には懐疑的な見方をする人たちがいたと思います。

しかし、たとえ観客がゼロでも必ず開くという初志を貫きました。もちろん、開催にあたってはできる範囲で最大限の感染対策を施して臨みました。

運営にあたる作業療法士は当初、少なからず躊躇していたようですが「やめるのは簡単だが、やり続けることにこそ意味がある」と叱咤激励して続けました。私たちの病院の誇りでもある文化活動が、こうしたことで潰されることを素直に受け入れる気持ちになれなかったからです。患者が地域と交流できる機会をなくすことにも抵抗がありました。

新型コロナウイルスが蔓延していたときに開いた1回目のコンサートの観客は3人でした。演者も含めた関係者のほうが多いくらいです。

その後も感染者数の増減に応じて観客の定員を増やしたり減らしたりしながら、回を重ねてきました。患者にとって数少ない、貴重なコミュニケーションの場をなくすのは大きな損失だからです。

新型コロナウイルスの感染法上の扱いが2023年5月に2類から5類に変更されたことで、地域を巻き込む私たちの病院の活動も再び活気づきました。

精神科病院に対する抵抗感が希薄になってきたことで新たな試みも始めています。庭という自然の舞台を活用した文化活動を通して、地域との交流も活発になってきました。

例えば、マルシェの併催イベントとして地域の小中学校、高等専門学校のブラスバンド部やジャズバンド部、吹奏楽部による演奏会を催しました。これらのイベントを重ねることで地域とのつながりは着実に深まっていると感じています。

芸術がもたらす患者への効果

芸術の力の活用や治療効果の向上には、多様なコミュニケーションが深く関わっています。そのため、患者に接するスタッフは音楽や絵画の鑑賞に付き合うだけではなく、予習と復習をするようにイベントの前後に十分なコミュニケーションをとるように努めています。コミュニケーションを深めれば、患者のやりたいことが見えたり、思いが聞けたりします。患者のナラティブを引き出すことができるのです。

杜のホールで開かれるコンサートを聴いて「楽しかった。はいおしまい」ではもったいないと思います。院内の絵は飾られているだけではただの物でしかありません。ですから、コンサートに参加したあとには必ず患者や参加した一般客に感想や質問を求めるようにしています。そうすることで、演奏者にもなんらかのフィードバックがあり、聴きっぱなしでは療法としての効果は薄らいでしまうからです。

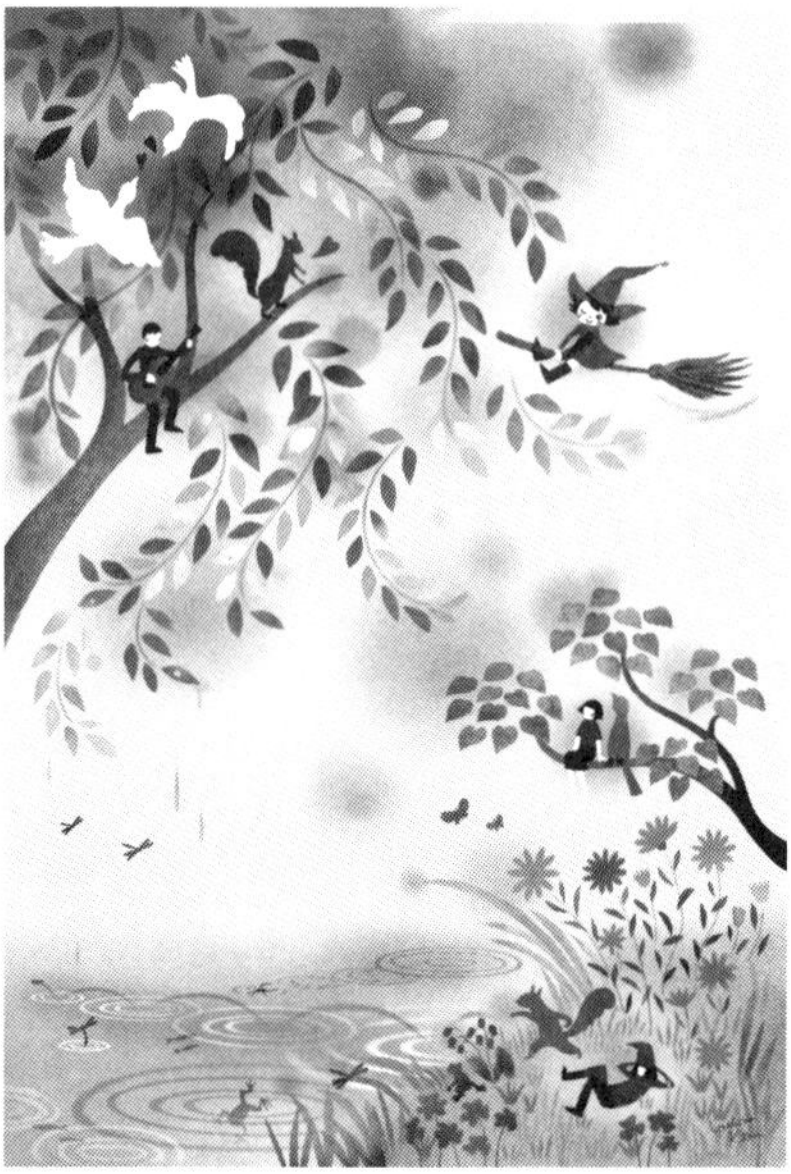

木谷佳子さんの壁画

院内階段の踊り場や通路の壁面、ギャラリーなどに架けられた作品の前を素通りするのではなく、足を止め、一緒に見てそれぞれの印象や思いを語り合うことも大切です。

そういうコミュニケーションを通じて患者の心の深いところに入っていける場合もあります。コンサートであれ、絵画であれ「何も感じない」という答えが返ってきても構いません。感じないのも一つの意見です。聴きっぱなしではなく、そのやり取りをきっかけとして「では何に興味があるのか」「私はこう思うけど、どう？」などと会話を広げていくことが大切なのです。

芸術を媒介として私たちの病院が取り組んでいることは、患者の生活を豊かにすることです。統合失調症の患者は幻覚や妄想に支配された世界で生きています。そんな患者を現実世界に引き戻すためには相当なエネルギーを要します。その手段としてコンサートをはじめとする文化活動に力を入れているのです。

実際、音楽を集中して聴いている間は幻覚や妄想を忘れたり、薄れたりすることも多いのです。音楽ばかりでなく、作業療法で行う革細工など、何かに夢中になっている間はそのような症状から逃れられることもあります。

ここに精神疾患の治療に対する答えの一端があります。患者が集中して取り組めるような作業療法の種目や芸術療法のメニューを増やすことです。このような対応で患者が幻覚や妄想にとらわれる時間が少なくなることは日常的に体験していることです。これが芸術の力による治療効果なのです。

♪
第5章

精神病患者が当たり前に生きがいをもてる社会へ――地域社会と患者との調和を生み出す精神科病院を目指す

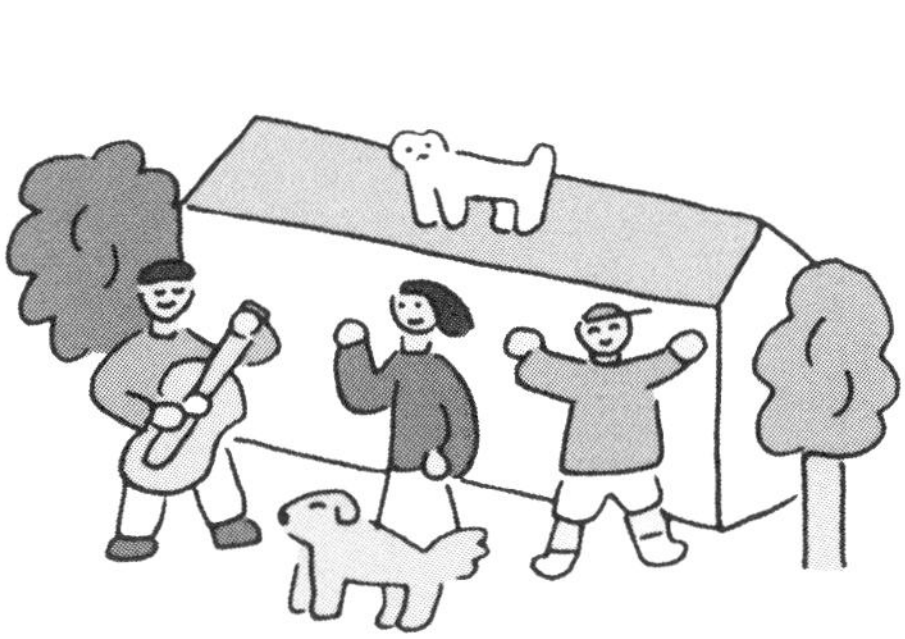

慢性期病棟に入院している患者と社会生活に向けての工夫
―「このままでいい」という患者たちに目を向ける―

私たちの病院の慢性期病棟では、長期入院を1年以上と定義すると、84%の患者が長期入院している状況にあります（2024年1月現在）。

慢性期病棟には、何度も入退院を繰り返して薬物療法の効果が得られなくなった患者、幻覚妄想などの症状のため生活そのものに支障をきたしている患者や、情意鈍麻が進行して生活能力や意欲が低下し、病院以外に行き場所がないといった患者がいます。ただ、たとえ幻覚妄想を消退させられなくても、社会生活の可能な患者はいます。

入院患者が長期間入院していることについて、大きく2つの要因があります。①患者が「このままでいい」と思っている場合と、②治療者側で「何をしても幻覚妄想や行動異常がよくならない、このままこの病院で様子を見るしかない」と思う場合です。①の場合、

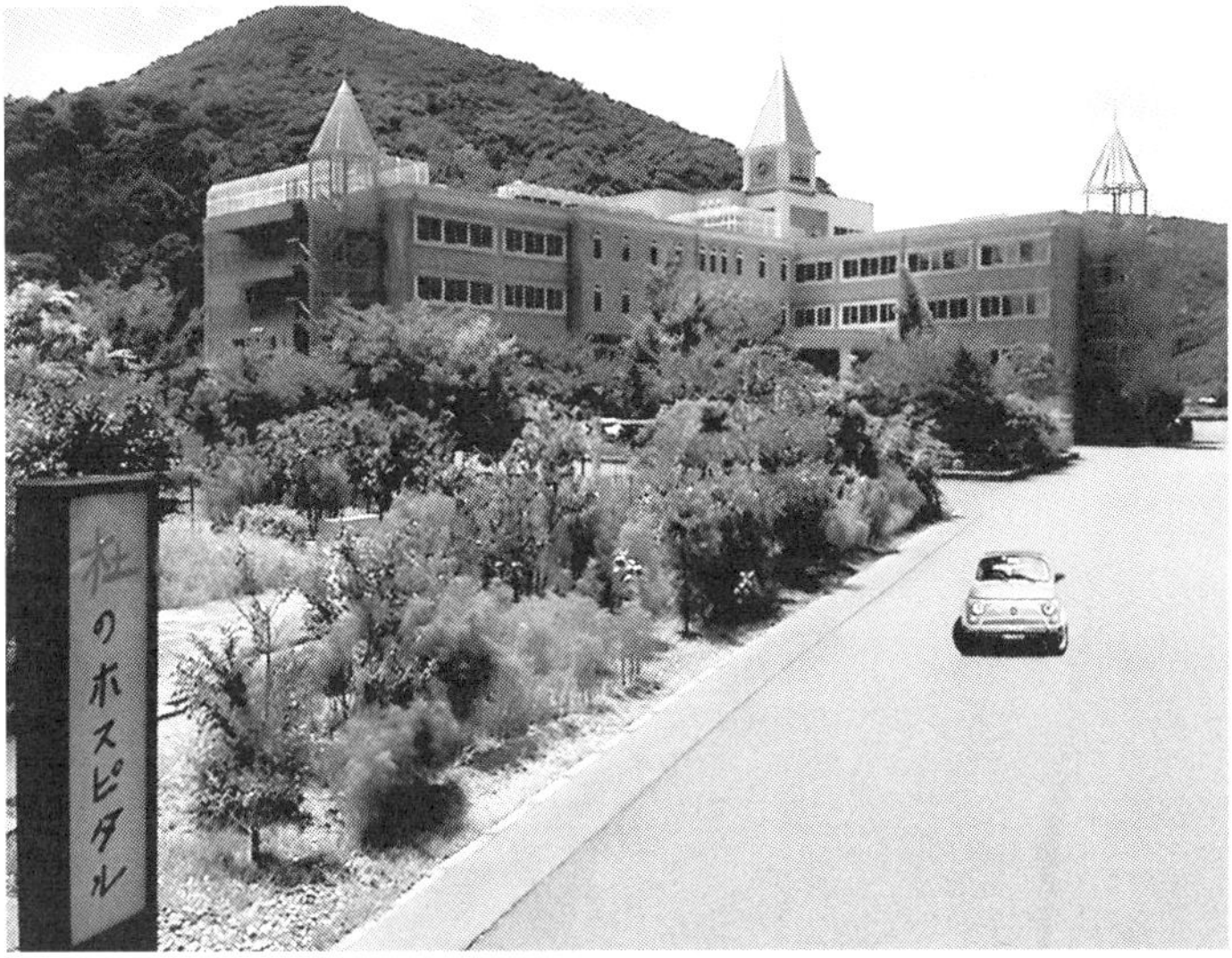

杜のホスピタル外観

患者のADL（Activity of Daily Life：日常生活活動度）にほとんど支障がなく、ただ退院意欲がまったくといっていいほどない患者も含まれます。これには社会の仕組みが関わってきます。退院後の生活場所について選択肢を、こちら側で示せないということです。退院した患者を受け入れる仕組みと住環境の整備は急務です。

長期間入院を続けていると、患者が主体性を失うこともままあります。というのは、お風呂や食事は用意されたり、爪が伸びれば看護師が切るように促したり、まさに至れり尽くせりの環境が提供されているからです。そういう暮らしに慣れてしまうと、社会の中に出る意欲ばかりか能力もなくしてしまいます。ある程度の痛みや苦しさのある筋トレをしていないと筋肉がどんどん細く弱くなり、身体能力が低下するのと同じ仕組みで、精神的にも能力が低下するのです。

そこで私たちの病院が実践している取り組みの一つに、5年ほど前から始めた「生活交流会」があります。入院患者と、長期入院を経て退院し、現在はデイケアを利用している「先輩患者」のコミュニケーションの場です。

交流会では当事者同士の情報交換を通じて患者が退院後の生活を思い描けるように先輩患者が体験を語ったり、入院患者の相談に乗ったりしています。活動を通じて主体的な生活を送ろうとする行動に踏み出した患者や、退院に至った患者もいます。

●生活交流会から主体性が育まれた統合失調症Aさん

Aさんは20歳代で統合失調症を発症し、他病院での入退院を4回経験していました。

結婚もしていないのに、「子どもがいる、嫁がいる」という妄想があり、実際に自宅近くの保育園に子どもを迎えにたびたび行くようになり、警察に保護され医療保護入院となりました。

すぐに薬物療法が開始されましたが「嫁と子どもに会いに行く」という妄想は根強く、病識がないため、会いに行かせてくれない病院やスタッフに敵意のある言動が続いていました。他の患者に対しても攻撃的になり、隔離を必要とした時期もありました。

いろいろな抗精神病薬を試しても妄想は根強くありましたが、作業療法などの場面では集中でき、将棋に取り組む姿や、活動の準備や片付けを手伝う場面も見られるようになりました。看護師との交流では、妄想以外に高齢の父親を心配する声も聞かれていました。

「嫁と子どもがいる」という妄想以外はＡＤＬも自立しているため、Ａさんの健常な部分に焦点を当て、Ａさんと看護師・作業療法士とで自宅を訪問し、自宅での様子や、父との関係性などの確認を行いました。自宅では応接間に通され、父親や訪問したスタッフにお茶をいれてくれました。その部屋には家族で旅行に行ったときの写真や絵画が飾られており、仲の良い家族であった様子がうかがえました。その様子を生活交流会で発表してもらい、次第にデイケアのメンバーとの交流も多くなってきました。

そんなある日のこと、Aさんから「自分で薬を持っておきたい」「仕事をしたい」という発言が聞かれるようになりました。そのため、自己服薬管理を始め、週に1回程度デイケアの就労プログラムにも参加するようになりました。また、金銭面に対し不安が大きく、自立支援医療のことや費用について、精神保健福祉士や事務所に相談する姿も見受けられました。

自宅訪問7回目、父親から「今のAなら帰ってきてもらいたい」と相談がありました。外泊を繰り返し行うことで父親からは「掃除・洗濯・買い物など家事全般をしてくれ、Aがいてくれると助かる」との言葉も聞かれました。この家族の心情の変化を目の当たりにし、Aさんが父を支える役割をかなり果たせていると判断しました。問題となる「嫁と子ども」の妄想はあるものの「保育園には行かない」と父親と看護師に約束し、守ることができていました。

現在、自宅へ退院されデイケアや訪問看護を利用しながら父親の世話をし、福祉就労に向け動いています。

カギとなったいくつかの要因を取り上げます。

- 看護師が、妄想にばかりとらわれないで、Ａさんの健常な部分をとらえられていなかったことに気づけた。
- 生活交流会で、入院を経験したことのあるデイケア当事者から服薬の大切さが聞けた。
- 入院中からデイケアという環境に慣れることができた。
- 父親に回復した健康的な姿を見せることができた。
- 退院後の怠薬を考えＬＡＩを導入し、抵抗なく本人の同意が得られ、徐々に不穏も減った。
- 入院中に自宅訪問を頻繁に行い、さらにデイケアを利用することで、入院生活から地域での生活への一歩を踏み出すことができた。

他の例では、ある日の集まりで、入院生活時代に親しかった退院患者から「まだ入院しとるのか」と声をかけられて、ハッとした表情を見せた患者がいました。リハビリを充実させれば入院日数の短縮を図ることができることは明白です。

「このままでいい」という患者に対して「このままではよくない」「社会に出てみれば思っていたより面白いこともある」という気持ちにさせるかのカギは充実した作業療法やリハビリが握っているのです。

患者の幸せとは何か

病院の役割は患者の病気を治すことです。入院患者に治療を施し、症状を和らげ、退院という形で社会に戻ってもらうことが使命です。専門職であるスタッフはそれぞれの視点から、退院したあとも患者がより良い形で地域生活を継続していけるように考え、関わっています。

精神保健福祉士は、精神保健福祉士の資格取得を目指して現場実習に来ている学生から、よく同じ困りごとを相談されるそうです。どのような内容かというと、特に長期入院の患者に学生が話を聞いている際に、患者から「ずっと病院におりたい、退院したくない」という言葉を聞いたけれど、どのように返せばよいだろうか、というものです。

学生は精神障害者の自立や社会参加に向けての支援を学び、支援を行う際には、対象者の自己決定の尊重を基本とすることを繰り返し学びます。彼らは、患者の退院や地域生活に向けた支援を考えたいけれども、当の患者は「退院したくない」と言います。自己決定の尊重が必要ということは、「退院したくない」と言う患者の気持ちを尊重すべきなのかどうか、現場で学生は大きなジレンマに直面することになるのです。

学生からそのように相談されたときに、精神保健福祉士は学生にいつも、「退院したくないと言っている患者が、何十年も前に入院したその時から、そう思っていたと思うか」と尋ねるそうです。もちろん答えはノーです。入院が長期化するなかで、家族とも疎遠になり、地域の様子も変わります。患者は病院の生活に慣れると、退院してどのように地域で暮らしていけるかのイメージもてず、自信もなくして、退院することが不安になるのでます。その結果、「ずっと病院におりたい」という気持ちになるのも分かります。これがまさにホスピタリズムであり、これまでに病院や支援者たちが、彼らに地域生活のイメージをもてるような働きかけや、さまざまな選択肢があるということ、うまくいかなくてもまた再トライができることの保証を提示してこなかったことの弊害といえます。

「患者の幸せを考えて」というほどおこがましいことは私たちにはできませんが、選択肢を与えられない、知らないことは患者にとって不幸です。長期入院をし、閉鎖的な環境で治療を受けている患者にも、知る権利を保障していかなければなりません。

認知機能が低下した患者についても、関わる職員や家族、支援者たちでその患者にとって最良の選択肢を取れるように、カンファレンスを行っています。前述した生活交流会でも、入院中は「退院したくない」と言い張っていた患者が、いざ退院して地域生活を始めると、「もう入院はしたくない」と言うことがよくあります。彼らが言うことには、地域生活には、『自由』と『責任』があると言います。それはつまり、生活するうえで生じる山ほどある選択肢のなかから、自分でそれを選ぶ自由と、選ぶ責任ともいえます。

長期入院から退院を果たした患者のなかには、地域生活を送るうえでさまざまな刺激を受け疲れてしまい、再入院してくる患者もいます。しかしこの場合、何十年も前に不調となり、精神症状が強く出現し自分の状態も理解できず、家族に連れられ強制入院となったときとはまったく違う意味合いの入院となります。一般科の病院に入院するのと同じように、生活を送るうえで持病が悪化したり、再発したりして、医師から入院を勧められ、自分で同意しての入院となることとほとんど同じです。入院して治療を受けることを自分で選択し、退院についても担当医との相談のうえで決定します。そして、患者の住むグループホーム、自宅、通う作業所、勤める職場やお気に入りの店がある地域社会に戻っていくのです。

患者が戻りたくなる地域社会をつくる

患者を地域に戻すのは私たちの病院が取り組んでいる大きな目標の一つです。それには、退院した患者を受け入れる環境が必要ですが、それればかりは私たちの力だけではどうすることもできません。カギを握るのは患者が退院し、普通に過ごせるような地域社会の存在です。

その一環として、就労支援に力を注いでいます。すでに地域のいくつかの事業所との連携体制を整えています。しかし、精神障害者に用意されている仕事の多くは掃除や棚の整理のような単純作業ばかりです。

もちろん、掃除も棚の整理も大切な仕事ですが、それで患者が自らの役割を感じられるかどうかというと、疑問が残ります。おそらく、患者は自分の持ち味を活かしたり、興味をもっていたりする仕事に就きたいと考えているにもかかわらず、単純な作業しか提供されないのが現実です。つまり、患者が本当にやってみたい仕事を好きに選べる社会にはなっていないのです。患者自身、何をしていいのか、どんな仕事が自分に向いているのか分からない場合も多くあります。患者が、職業体験として、何種類かの仕事を一定期間に順番に試すことができるような工夫もあっていいと思います。

たまたま、私たちの病院は地域との関係を深めるための手段の一つとして、マルシェを開催しています。その運営を通じて人脈ができ、ネットワークも広がりました。理解のある出店者のなかには患者の受け入れを前向きに考えてくれるところもあり、実際、何社かが応じてくれました。

ハローワークにも呼びかけ、障害者の就労にあたる担当者との接点を数多くつくりました。当然のことですが、ハローワークの担当者も、私たちの病院や患者と関わることに慣れていないということが分かりました。どう接してよいか、手を打てない様子です。そこで、両者をつなぐため、ハローワークの担当者を私たちの病院に招くことにしました。

この経験から作業療法士が学んだのは、ためらわず、積極的に足を運んで交渉すれば、ハローワークの担当者もそれに応えてくれるということです。一連の取り組みにより、従来どおりの訓練の参加者中、21％だった就労者の割合は、ＩＰＳ志向型訓練参加者中、67％に高まりました。

重要なのは、仕事で患者が本当に望む役割を果たせているかということと、雇用する事業所や会社の意識の深さではないかと思います。

携わる仕事が自己実現と重なっているのであれば患者は幸せを感じることができます。しかし、患者が就きたいと思っても就けない職種があります。もちろん、そのような意識に実力が伴わない場合もあります。

このような実態が見えてくると、病院だけが孤軍奮闘するのではなく、地域の人たちとの交流を通して理解されることがまず大切で、そのことが大きな力につながると強く感じます。

当たり前に誰もが来院できる場としての精神科病院

私たちの病院が目指していることの一つに、患者も家族も地域の人たちも気軽に来院できる環境づくりがあります。これは私が取り組んだ改革でもあります。

敷地の周りを塀で囲んだり、鉄格子があったりする精神科病院はいまだに珍しくありません。往々にして、そういうところほど「私たちはどなたでも受け入れます」といううたい文句を掲げています。どなたでも受け入れるならば塀や鉄格子はいりません。施設の運営そのものが自閉的になっているわけです。

理念を具体化するために、私たちは建物の前に広々とした庭を設け、周辺道路から誰でも入れるようにしています。マルシェやコンサートを開くと地域から多くの人が集まるのも、私たちの病院の考えが地域の人たちに理解されていることの証だと思います。

かつて、昼休みになるとカーテンを引き、ドアを閉ざしていたナースステーションのあり方は職員自身が無意識のうちに患者を遠ざけていたからにほかならないと思います。

よく「一般の人が精神科病院に偏見をもつのは良くない」という言い方をします。自分たちのことを棚に上げて「社会の理解が足りない」などと言うのはおこがましいし、説得力もありません。

過去に対するそういう反省があるからこそ、私たちの病院では患者との物心両面での垣根を取り払うことに気を配っています。おそらく背景には、精神科病院と患者に対する社会の根強いイメージがありました。患者は管理されるものというとらえ方です。それを精神科病院の側も当たり前のこととして受け入れてきたことにも一因があります。

極端な例ですが、刑務所と精神科病院を比べたとき、施設的には刑務所のほうがましだと思ったことがあります。

刑務所には運動場や体育館など、ストレスを発散できる場所があります。法律で決められているからです。きちんとした職業訓練を受ける機会も与えられます。しかし、精神科でそういう施設を持っている病院はごく少数です。私たちの病院にもありません。設置を義務づける法律もありません。刑務所も体験した入院患者を診たことがありますが、その患者は「刑務所のほうがマシだ」と言うのです。理由は「いつ出られるか分かっているから」とのことでした。

私たちの施設は建物としては確かに病院ではあるけれども、患者や家族や地域の人たちが気軽に集えるコミュニティの役割を併せもっています。

今は、格好の散歩コースとして、多くの人たちが当たり前のように庭の散策を楽しんでいる姿もみられます。

マルシェやコンサートのために訪れるばかりでなく、例えば5月のこいのぼりや7月の七夕飾り、12月のクリスマスのように、四季折々の行事ごとに合わせて患者とつくった作品を観るために足を運ぶ人たちもいます。

両親や祖父母に連れられて庭を無邪気に走り回る子どもたちの姿もよく見かけます。敷地内を自由に駆け巡ることができるのは、そこが安心・安全な環境であるからにほかなりません。

普段のイベントでは比較的年齢層の高い参加者が多いのですが、夏休みなどの時期になると俄然《がぜん》、子どもたちの参加率が高まります。ものづくり体験と称して行う革細工をしたり、夏休みの宿題をしに訪れたりする子どもたちもいます。

私たちの病院を治療の場としてだけでなく、地域のコミュニティとして成り立たせているのはたびたび取り上げるマルシェ、コンサート、庭の環境という3つの大きな要素です。それらに共通するのは開放的な雰囲気の醸成です。運営するスタッフの対応や働きぶりも、地域の人たちに受け入れられる、つまり誰もが来院できる場所としてのイメージづくりに一役買っています。

おわりに

人生は自由であるべきです。

しかし、自由であるためには、そのための努力、工夫そしてある程度の痛みも伴います。身体を自由に動かそうと思ったら、柔軟体操、筋トレ、有酸素運動が必要なのと同じで、それなりの筋肉痛、呼吸の苦しさを伴います。その分だけ能力は向上し、身体の自由度は上がるのです。

心の自由のためには、見聞を広め、本を読み、人と話すことが大切です。楽だからと、日々を受け身で過ごしていたら、心身ともに衰えます。

ある意味、身体の自由度は目に見えて分かりやすいのですが、心の自由についてはそうはいかないために、その把握も難しくて遅れがちで、対応にもさまざまな工夫を要します。

統合失調症の患者においては、適切な治療がなされないと、幻覚妄想にとらわれて、あるいは情意鈍麻により自閉的になりがちで、この場合も同様に心身の能力が低下します。それらを防ぐために、抗精神病薬が切り札となると思われていました。しかし、それだけでは済まないことが、近年分かってきています。

私自身は、薬物療法と社会心理療法の役割は半々くらいに思っていて、「統合失調症患者には、抗精神病薬のほかにどのような社会的工夫が必要だろうか」と常にスタッフに問いかけ、考えてもらっています。

障害のある人への社会的援助として、身体障害者にはさまざまな補助具や装置の発達がみられます。

例えば、視覚障害者には、点字、歩道の黄色い点字ブロックと交差点での音の信号、聴覚障害者には手話とテレビにおけるその放送と字幕などがあります。

一方で、精神の障害である統合失調症には、社会的援助もしくは補助の面での研究対策が、日本では行き届いているとは言い難いのです。

本書に記した「杜のホスピタル」におけるスタッフのさまざまな工夫は、読者のみなさんにとってきっと参考になります。本書は、その意味で彼らの討論、そして彼らの奮闘努力の成果をまとめたものです。その熱意が、読者に少しでも伝わっていれば幸いです。

私は、スタッフが希望をもって、精神障害者の改善と社会復帰のために、できるだけの努力をすること自体が人間的で貴重なものだと思っています。その結果、障害者とともにスタッフも成長できているともいえます。

本書の執筆もそのようなスタッフの協力あっての賜物です。

以下に感謝の気持ちを込めて、名前を記します。

石川聡、森岡加奈、中井卓、西田みゆき、多田千晶、渡邊奈美、岡本眞知子ここまで本書を読まれた方にとって、少しでも参考になれば、それに勝る喜びはありません。

本書に関して、忌憚ないご意見・感想をいただければ幸いです。

最後に、私がスタッフに時々出しているなぞなぞを紹介します。

“What is the largest room in the world? ”

答えはこの本のどこかにあります。

高坂要一郎

高坂 要一郎（たかさか よういちろう）

1947年高知県生まれ。精神科医。医学博士。北海道大学医学部卒業後、同大学精神医学教室入局。博士論文“Movement-related cerebral potential in schizophrenics”にて招聘され、1985年、西ドイツ・ウルム大学神経生理学部門で科学研究員となる。1987年帰国。高知大学神経精神科助教授、高知県立芸陽病院院長、細木ユニティ病院院長を経て、現在、杜のホスピタル院長・理事長。

著書・翻訳書

- D・F・ベンソン、D・ブラマー編　共訳『精神医学と神経学の境界領域』金剛出版、1982年
- 『精神障害者のヘルスケアシステム　学際的多職種連携によるチーム医療モデル作成の試み』金剛出版、2001年
- 共編著『精神障害をやさしく理解するQ&A253　聞きたくても聞けなかったこころの問題』西日本法規出版、2003年
- 共編著『続：精神障害者のためのヘルスケアシステム　学際的なチームケアモデルと実践のガイドライン』ふくろう出版、2003年
- Kevin Corcoran編著、共訳『精神保健に問題を抱える人への介入の構造化　効果的な実践のために』西日本法規出版、2005年
- 『不思議の杜のホスピタル　あなたの内と外の統合失調症的世界　ある精神科病院の文化的挑戦』ホシツムグ、2023年

本書についての
ご意見・ご感想はコチラ

患者・病院・地域で奏でる
精神科医療アンサンブル

2024年9月19日　第1刷発行

著　者　　高坂要一郎
発行人　　久保田貴幸

発行元　　株式会社 幻冬舎メディアコンサルティング
〒151-0051　東京都渋谷区千駄ヶ谷4-9-7
電話　03-5411-6440（編集）

発売元　　株式会社 幻冬舎
〒151-0051　東京都渋谷区千駄ヶ谷4-9-7
電話　03-5411-6222（営業）

印刷・製本　中央精版印刷株式会社
装　丁　　弓田和則
装　画　　Yone

検印廃止

ISBN 978-4-344-94829-7 C0047
幻冬舎メディアコンサルティングＨＰ
https://www.gentosha-mc.com/